뽑지 마! 깎지 마! 자르지 마!

와타나베식 잇솔질요법으로
치아 건강, 전신 건강을!

와타나베 타츠오(渡辺達夫) 저
장기완·김진범·김동기 역

dh 대한나래출판사

DaehanNarae Publishing, Inc.

Deokwon Bldg. #202
102-65 Yongdu-dong
Dongdaemun-gu
SEOUL 130-820, KOREA
TEL: +82-2-922-0840
FAX: +82-2-922-0841
E-mail: dhpub@chol.com
Website: www.dhpub.com

NUKUNA KEZURUNA KIRUNA TSUMAYOJIHO DE HA MO KARADA MO KENKO

Original Japanese edition published in 2009 by RECYCLE-BUNKASHA. CO., LTD.
Korean translation rights arranged with RECYCLE-BUNKASHA. CO., LTD.
through Eric Yang Agency Co., Seoul.

ISBN 978-89-5741-220-6

Printed in Korea

머리말

거의 모든 일본인이 매일 잇솔질을 하지만, 그 중 대부분에게 충치가 생기게 된다. 왜일까? 잇솔질만으로는 충치예방을 할 수 없기 때문이다. 그래도 충치예방을 위해 잇솔질을 하자고 말해 왔다. 조금 이상하다. 또 치과에 가서 치석을 제거하고, 잇솔질 지도를 받음에도 치주염으로 이를 뽑게 된다. '치주염은 치료가 안 되는 것일까' 라는 의문도 생긴다. 치과의 상식이 잘못된 것일지도 모르겠다. 백 세 이상의 사람 중 자신의 치아로 식사를 하는 사람이 4%밖에 없다는 사실에서, 현재의 치과의료가 이 상태를 계속해 가면 모두 이가 없어져버릴 거라고 말한 학생도 있다. 치과의사는 이를 깎아내거나 뽑고, 틀니를 끼워주는 것을 직업으로 하고 있는 현재의 치과의료로부터 탈피하여, 이를 깎아내지 않고, 뽑지 않고, 잇몸을 절개하지 않는 의료를 실천하도록 해야 한다. 또한 국민 모두도 깎이지 않도록, 뽑히지 않도록, 또 잇몸이 잘리지 않도록 주장하길 바란다.

나이 드신 분들의 가장 큰 즐거움은 맛있는 요리를 먹는 것이다. 8020 운동(80세까지 자신의 치아를 20개 이상 유지하자고 하는 운동), 즉 평생 자신의 치아로 먹자고 하는 운동을, 치과의사가 일상의 임상활동에 반영시키길 원하는 바이다. TV를 보고 있으면, 세라믹재 치아를 앞니로 넣었거나, 최근에는 치아를 새하얗게 미백시킨 연예인이 늘어나고 있는 것이 매우 마음에 걸린다. 또 완전틀니를 한 아나운서가 침을 삼켜 가며 말하는 것을 보고 있으면, 치과의료의 희생자가 또 생겼구나 하고 생각하게 된다. 자연치아로 사람들 앞에 나오길 원하는 사람이 나 하나만은 아닐 것이다.

완전틀니를 한 사람에게 치매가 많다고 한다. 치아를 버텨주는 뼈와 치아 사이에 있는 치근막이란 조직 중에 기계적 자극 수용기라 하는 것이 있어 물질을 씹을 때마다 반응하여 자극을 뇌에 전달한다. 이를 뽑으면 기계적 자극 수용기가 있는 신경은 턱뼈 속으로 들어가버리고, 그 이후 물질을 씹었다는 감각은 둔해져 뇌에 전달하는 자극도 없어지게 된다. 쥐의 이빨을 뽑으면 그 쥐의 학습능력이 떨어지는 것은 뇌의 폐용성 위축일 것이다. 이는 뽑으면 안 된다.

또 이는 깎아내면 안 된다. 이를 깎아내면 충치가 진행되는 것 이상의 속도로 이가 사라져 간다. 그리고 깎인 부분에 새로운 충치가 생긴다. 또 깎아낸다. 이를 되풀이하는 사이에 이가 없어져버리고 뽑히게 된다. 필자도 학생 시절, 스스로 통증을 느끼지 못했던 이를 충치로 진단받아 긁어내고 그 직후 신경을 뽑혔다. 결국 그 이는 깨져서 뽑아낼 수밖에 없었다. 쥐의 이빨을 깎으면 학습능력이 떨어진다. 그리고 깎인 이빨을 복구시키면 학습능력은 어느 정도 회복하나 원래 상태로까지는 회복되지 않는다. 이 현상은 틀니를 한 경우의 씹는 능력의 회복 정도와 비슷하다. 이것도 기계적 자극 수용기와 관련된 것으로 생각된다. 이를 깎아낸다는 것에 더욱 신중해져야 한다.

치아가 뽑히는 최대 원인이었던 충치는 최근 감소되고 있다. 불소함유 치약이 나온 덕분에 충치예방에 성공했다. 치아가 뽑히는 또 하나의 원인은 치주질환이다. 치주질환을 극복하면 평생 자기 치아로 먹을 수 있는 사회로 한 걸음 가까워진다. 치주질환 치료 중에 치석 제거나 이 닦는 방법은 효과적이나, 치주외과 수술에는 문제가 있다. 병을 뿌리까지 없애는 것에 치중한 나머지 치아의 수명이나 건강의 유지 및 증진을 고려하지 않고 있는 것이다.

치주질환치료에 효과가 있는 방법을 생각해낸 것은, 어느 한 환자가 잇솔을 세워 솔 끝을 이와 이 사이에 끼우고 잇솔질을 하는 것을 보고 이를 흉내 내고 나서였다. 대학에서 교직에 있으면서 치주질환 연구를 하던 중 치석과 플라그 제거나 잇몸 수술보다 잇솔질 잇몸 마사지가 더 효과적임을 알았다. 그 결과, [와타나베식 잇솔질요법]이라 명명한 새로운 이 닦는 방법의 개발이나 전동잇솔에 이르렀다. [와타나베식 잇솔질요법]을 실천하면 흔들리던 이가 개선되며, 잇몸으로부터의 출혈도 구취도 없어지고, 치아도 깨끗해진다. 이 방법을 모르고 치조농루로 치아가 뽑혀버리는 사람들이 많은 것이 매우 유감스럽다. 한 사람이라도 많은 사람에게 [와타나베식 잇솔질요법]을 알게 하여 평생 자신의 이로 음식을 먹을 수 있게 하고 싶다.

지금부터 40여 년 전, 나는 치주외과수술을 받았다. 그 후 일시적으로 잇몸출혈은 없어졌지만 다시 전처럼 잇몸이 붓거나 출혈이 나타났다. 결국 환부를 없애기만 했을 뿐 근본적으로 치료된 것은 아닌 것이다. 그때 전임강사였던 주치의 선생님이 “와타나베 군, 미안하게 됐네”라고 말씀하셨지만, 그 당시로서는 최선의 치료였다. 하지만 잇몸은 치아를 버텨주는 조직으로, 그것을 절개하면 치아의 기능이 떨어지고, 수명도 짧아진다. 현재의 치과의료 문제점으로서, 예전부터의 상식에 대한 음미가 충분하게 이루어지지 않은 점, 치의학의 진보가 치과의료에 반영되고 있지 않은 점, 치과의료 관계자의 철학적 관념이 충분히 양성되지 않은 점 등을 들 수 있다. 이들이 서로 도가니 속에서 아옹다옹 뒤섞여, 새로운 것을 창출해내는 힘을 방해하고 있는 것이라 생각된다.

나 자신을 되돌아보면, 치과대학에서 이를 깎는 방법을 공부하고, 이를 뽑는 방법을 배우고, 틀니를 만드는 방법을 배웠다. 이를 충실하게 실행하는 것이 우수한 치과의사라고 생각했다. 그러나 환자 중에는 “어디어디 치과에서 이를 뽑혔다”라고 표현하는 사람이 있다. 이 환자는 그 치과의사가 이를 뽑는 치료를 한 것에 대하여 전적으로 동의하는 것은 아닌 것 같다. 환자가 원하는 것은 이를 어떻게든 뽑지 않고 치료해주는 것이다. 이 환자의 바람을 이루기 위해서는 지금까지 배워 온 것과는 정반대의 사고방식으로 실천해야 한다. 이는 실로 매우 어려운 것이다. 그러나 나는 환자의 건강을 유지 증진시키기 위해 치과의사가 강한 인내로 노력하길 바란다.

치과의사가 치과의료에 대한 생각을 바꾸어 국민의 건강을 유지 증진시키기 위하여 치과의사로서 무엇을 할 수 있을까를 생각해주면 기쁘겠다. 또 여러분 한 사람 한 사람도 치과의사가 하는 말을 곧이곧대로 받아들이는 대신, 자신의 생각을 확실하게 치과의사에게 전하길 바란다. 그렇게 해서 치과의사와 함께 일생 동안 자신의 치아로 음식을 먹을 수 있도록 노력하길 바란다는 바람을 담아 이 책을 쓰기 시작했다.

역자 서문

이 책은 치주병예방을 위하여 한 평생을 보내신 와타나베 교수님의 저서이다. 와타나베 교수님은 치주병예방법을 연구하면서 평생 치주병 환자를 돌보셨다.

구강 건강은 전신 건강의 지름길이며, 한평생 인간이 살아가려면 음식을 잘 먹고 잘 소화하여 건강하여야 한다. 요즈음은 평균수명이 증가하여 노령으로 살아가야 하는 기간이 길어졌다. 노인이 되어 건강하게 살려면 치아 건강을 더욱 중요하게 여겨야 한다.

한국인 35세 이상 성인의 치아 발거 원인에서 치주병의 비중이 가장 높다. 구강 건강을 지키려면 치아가 건강하여야 한다. 달리 말하면 최소한 구강에 치아가 남아 있어야 한다. 만약 치아가 구강 내에 없다면 소위 임플란트를 해야 하는데, 이는 수술에 대한 부담감이 발생하고 치료비도 막대하게 소요된다. 결국 치아 건강을 지키는 지름길은 치아가 뽑히지 않도록 하는 것이다. 치의사들의 보고에 의하면 우리나라 사람이 치아를 뽑는 이유는 90% 이상이 치아우식증(충치)과 치주병(잇몸병)이다. 그러므로 충치와 잇몸병을 예방하거나 잘 관리한다면 치아가 구강 내에 생존할 확률이 90% 이상이 되므로 최소 치아를 뽑는 상태까지는 이르지 않게 된다.

한편, 충치와 치주병을 일명 치면세균막(많은 세균이 뭉쳐져서 형성된 필름 같은 얇은 막)질환이라고도 한다. 현재까지 대다수의 학자가 충치와 치주병은 몇몇 특정 세균에 의하여 유발되는 감염질환이라고 한다. 충치는 치과병 · 의원에서 치아 홈 메우기를 하거나, 각종 불소화합물을 이용하여 직접 예방을 위한 치료를 할 수 있는 방법이 있지만, 치주병의 경우는 충치처럼 확실한 예방법이 존재하지 않는다. 그러므로 환자의 치주병 관리를 수행하여야 하는 치의사의 입장에서 즉각 진료현장에서 활용할 수 있는 예방법 및 관리법은 딱히 없었다. 즉, 다른 질병처럼 예방주사나

100% 완치되는 치료법이 존재하지 않는다. 그러나 치주병의 원인균이 무엇인가 정확히 알지 못하더라도 질병발생 진행과정의 중간물질이 치면세균막(dental plaque: 일명 플라그)이라는 것은 확실하다. 따라서 치의사들은 치주병 원인균을 완전 정복하기까지는 치면세균막관리(즉, 잇솔질)로 치주병의 예방 및 관리가 가능하다고 생각하고 있다.

치아 발거가 구강 건강을 파탄시킨다는 점에서 치면세균막관리는 구강건강 유지에 필수적인 요소이다. 전통적으로, 치주병예방관리법은 치면세마(스케일링)와 잇솔질을 들 수 있다. 즉, 정기적으로 치과병 · 의원에 내원하여 치면세마를 하고, 가정에서는 꾸준히 잇솔질을 하는 것이다. 그러므로 잇솔질은 치면세균막관리법 중에서 환자나 일반인이 스스로 실천할 수 있는 유일한 방법이다. 그러나 이상적인 잇솔질을 하기는 쉽지가 않다.

한편, 치주병의 경우 치면세균막을 적절히 조절하면 상당한 정도까지 예방 및 관리가 가능하다는 것이 밝혀졌다. 일본의 일부 치과대학에서는 치면세균막관리법의 하나로 전문가 잇솔질을 실시한다. 전문가 잇솔질이란 치의사가 치과병 · 의원에서 환자의 치아와 잇몸을 직접 잇솔질하는 것을 말한다. 즉, 일본의 일부 치과대학의 치과병원에서 행해지고 있는 기법으로 와타나베식으로 이를 닦는 것이다. 다행히 이러한 이닦기 방법은 치의사뿐만 아니라, 치주병 환자는 물론 우리 국민 모두가 배울 수 있는 방법이다.

우리 역자들은 1990년대에 와타나베 교수님의 배려로 교수님이 근무하시는 일본의 오카야마대학교 치과대학 부속병원 예방치과에서 1년 혹은 1년 반씩 임상연수와 연구를 하였다. 그런데, 이번에 일본에서 출간된 교수님의 책을 번역하는 영광을 가지게 되었다. 와타나베 교수님은 치의사나 치위생사를 위한 책이 아니라 일반 국민이 쉽게 읽을 수 있는 내용으로 구성하셨는데, 번역 과정에서 옥고를 손상하였을까 하는 두려움이 있었다.

독자 여러분은 이 책을 통하여 와타나베식으로 이를 닦을 때 얼마나 잇몸 건강에 좋은지를 알 수 있게 되리라 확신한다.

끝으로, 이 책이 출판될 수 있도록 마음 따뜻한 배려를 하여주신 대한나래출판사 최용원 사장님과 편집을 맡은 이은희 과장님께 진솔한 마음의 감사를 전하고 싶다.

2011년 초봄에....

역자 **장 기 완, 김 진 범, 김 동 기**

목차

목차

제 1 장

이는 뽑지 마,
깎지 마,
잇몸은 자르지 마

1. 이는 뽑지 마

동물과 치아

남아프리카의 자연동물원에서의 이야기이다. 블론디라는 수컷의 사자가 몇 년이나 보호를 받고 있다. 블론디는 서커스단에서 사육되었으나 쇼에 사용할 수 없게 되어 죽임을 당할 처지인 것을 자연동물원의 보호시설이 거두어들인 것이다. 사자는 송곳니가 뽑히고, 그 후 충치가 된 이빨을 연이어 뽑혀 이빨이 없어졌다. 이빨이 전혀 없으므로 고기를 잘게 썰어 먹이로 주고 있다. 그러나 블론디는 좀처럼 사람과 친해지려 하지 않는다. 서커스단에서 이빨을 뽑히고 고통을 당했기 때문에 친해지지 못하게 된 것이리라. 인간이라면 "저 치과의사에게 괜한 이를 뽑혔다"라고 여겨 그 치과의사와 친해지지 못한 경우일 것이다.

동물은 이빨이 없으면 살아갈 수 없다. 육식동물은 앞니로 포획물을 물고 매달려 움직이지 않게 되면 앞니와 송곳니로 고기를 물어뜯어 어금니(구치)로 부수어 삼킨다. 초식동물은 풀이나 나무열매를 앞니로 물어서 따내고, 어금니로 갈고 부수어 양분 흡수에 좋게 한다. 야생동물은 이빨이 없어져 먹이를 얻을 수 없으면 생명을 유지할 수 없게 된다. 그러나 동물원에서 사육되는 동물은 야생동물보다 평균수명이 길다고 한다. 영양이 고루 섭취되고 천적이 없음이 큰 이유일 것이다.

옛날, 도쿄 우에노(上野)동물원에 이치몬지(一文字)(※1)라는 이름의 말이 있었다. 이치몬지는 장수를 해 충치가 생기거나 이빨이 뽑히기도 했다. 그래서 이치몬지에게 틀니를 해주기로 했다. 도쿄의 치과대학 교수가 이치몬지를 마취하고 치아 모형을 떴다. 틀니 만들기가 끝나 다시 한 번 마취를 하고 틀니를 끼웠다. 그 후 "이치몬지는 잘 씹게 되어 건강해졌

※1 [이치몬지] 구 일본육군이 우에노동물원에 기증한 말.

다"라고 써 있으나 정말인지 아닌지는 알 수 없다. 상악(위턱)이 수건으로 묶여 있는 사진이 실려 있었으므로, 이치몬지는 틀니를 이물질로 인식하여 뱉어내려 했을 것이다. 인간이기 때문에 참고 틀니에 적응하려 하며, 아픈 곳이 있으면 치과에 가서 조정을 받을 수 있다. 이치몬지는 틀니가 안 맞는 곳을 치과대학 선생에게 제대로 말했을까? 이를 뽑는 것은 동물 세계에서는 극히 비이상적인 사태이다.

발치의 역사

이를 뽑는 것은 선사시대 이전부터 행해졌다. "눈에는 눈을, 이에는 이를"이라는 대사가 있을 정도로 이를 뽑는 것을 하나의 형벌로 여겼던 시대도 있다.

영국 함대가 스페인의 무적함대(※2)를 물리친 이후, 영국은 브라질로부터 설탕을 수입하는 데 스페인의 양해를 구할 필요가 없어졌으므로 싼 값의 설탕을 대량으로 입수할 수 있게 되었다. 이렇게 되니 충치가 생기는 귀족이 많아졌다. 그 당시에는 충치를 초기 단계에서 치료하는 방법이 없었으므로 결국 발치를 해야 통증으로부터 해방되는 것이었다. 어금니를 뽑힌 경우는 별일 없었으나, 앞니가 뽑히면 입술이 오그라들어 할머니 얼굴처럼 되어 사람들 앞에 나설 수가 없다. 그래서 나뭇조각을 깎아 입에 넣고 입술을 부풀려 사람들 앞에 나섰다.

서민들 중에도 이가 아픈 사람이 늘어나자 발치를 업으로 삼는 사람이 생겨나, 마을 안에 텐트를 치고 치통을 호소하는 사람들을 모아 이를 뽑았다. 당시는 마취가 없었기 때문에 진정작용을 가진 약초를 달여 마시게 한 후, 손풍금(아코디언) 등으로 커다란 소리를 내면서 발치 처리를 하였다. 이를 뽑을 때의 통증을 견디지 못하고 울부짖는 소리를 없애기 위해

※2 [스페인 무적함대] 16세기, 오스만제국을 격파하여 유럽 최강을 자랑했던 스페인의 해군. 1588년, 영국 해군에 패하여 쇠퇴하였다.

서였다 한다. 당시의 발치는 집게로 이를 집고 전후좌우로 이를 조금씩 움직여 흔들흔들거리는 이를 집어 당겨 뽑는 방법이었다. 발치 방법은 지금도 거의 마찬가지이다. 마취기술이 진보하여 통증은 거의 느끼지 않게 되었으나 바늘을 찌르는 순간은 역시 싫다. 발치는 결국 잔혹한 처치임에 변함이 없는 것이다.

이가 아프면 참기 힘들다. 전쟁 중에 이가 아프면 매우 곤란하므로 자위대에도 전속 치과의사가 있다. 시라세(白瀨) 중위(※3)의 남극관측대에도 치과의사가 있었다 한다. 비상시에 이가 아프면 곤란하므로 항상 만전을 기해 둘 필요가 있다. 잠수함을 타고 잠수할 때 이가 아파 오면 일단 부상하여 헬리콥터로 환자를 이송해야 한다. 전투 중에 이러한 상태가 되면 큰일이다. 이가 욱신욱신 아픈 것은 심장박동에 의한 것으로 치아 신경(치수)의 내압이 높아진 결과로 일어난다. 바닷속이나 상공에서는 기압의 변동이 심하므로 이가 아픈 빈도가 높아지는 것도 생각할 수 있다. 이럴 때 가장 신속한 처치가 발치다.

인간의 치아는 28~32개가 있으나 물질을 씹는 데 도움이 되는 것은 소구치(작은 어금니) 8개와 대구치(큰 어금니) 8개의 합계 16개이다. 치아는 상하가 쌍을 이루어 기능한다. 대략적으로 말해 상하 2개의 치아로 씹으므로, 가령 1개의 치아가 빠졌다고 하면 그와 쌍을 이루는 치아의 기능이 없어진다. 단순 계산으로도 1/8의 씹을 능력이 떨어지는 것이다. 소구치가 빠진 경우는 그다지 기능저하는 없으나, 대구치가 빠지면 1/8 이상 능력이 떨어진다. 1/3의 기능이 없어진다고 말하는 이도 있다. 좌우 1개씩의 대구치가 빠지면 씹는 능력은 50% 이하가 돼버린다. 그래서 치아는 뽑으면 안 되고 가능한 한 유지시켜야 한다.

※3 [시라세 중위] 시라세 노부(白瀨矗, 1861~1946). 아키타현 출생의 육군중위, 탐험가. 남극탐험대를 결성하여 1912년 남극대륙에 상륙하였다.

치주질환으로 흔들거리는 이를 뽑는 경우가 있다. 이것은 잘못된 것이다. 흔들리는 이를 뽑고 틀니로 한다고 잘 씹을 수 있다는 보장은 없다. 연령, 성별, 치아의 개수를 동일하게 하고, 흔들리는 이가 전혀 없는 사람의 그룹과 흔들리는 이가 평균 5개 있는 그룹으로 나누어 교합력(씹는 힘), 교합접촉면적(※4)을 알아보면 두 그룹 사이에 차이는 없었다. 교합력, 교합접촉면적은 치아의 수에 비례함이 알려져 있으므로, 흔들리는 치아를 뽑으면 치아의 수가 줄어 씹는 능력이 떨어진다. 이것을 의치로 회복시키려 해도 원래대로는 안 된다. 그러므로 흔들리는 이는 뽑는 것이 아닌, 흔들림을 낫게 하는 치료를 해야 한다(표 1-1).

표 1-1. 동요치아(흔들거리는 이)가 있는 사람과 없는 사람의 비교

남: 11명, 여: 19명 평균값±표준편차

	동요치가 있는 사람	동요치가 없는 사람
사람 수(명)	30	30
연령(세)	46.0±16.7	46.0±16.7
현재 치아 수(개)	26.6±2.3	26.6±2.3
동요치 수(개)	5.4±6.1	0
교합력(kg)	40.8±24.1	40.3±28.7
교합접촉면적(mm^2)	13.6±8.0	13.1±8.6
교합압력(kg/mm^2)	3.0±0.5	3.1±0.6

Journal of Oral Rehabilitation, 26, 223, 1999

성별, 연령, 현재 치아 수를 비교한 경우, 동요치가 있는 사람과 없는 사람 간에 교합능력의 차이는 없었다. 교합능력은 치아 수에 비례하므로 동요치는 뽑는 것이 아닌 고정시키는 것이 바람직하다.

※4 [교합력과 교합접촉면적] 교합력은 상하의 치아를 맞물었을 때 치아의 표면에 가해지는 힘. 제1대구치(※20)에 가해지는 최대 교합력은 65kg 정도로 알려져 있다. 교합접촉면적은 상하 치아를 맞물었을 때 치아와 치아가 접촉하는 면적. 맞물림이 제대로 됐을 때 커진다.

이를 뽑으면 치아와 뼈 사이의 틈에 있는 조직(치근막)이 없어진다. 치근막에는 혈관, 신경, 섬유아세포(※5) 등이 있어 잇몸의 건강을 유지하는 역할도 한다. 그 중의 하나로 물질을 씹었을 때의 감각을 관장하는 기계적 자극 수용기(※6)가 있다. 한 올의 머리카락을 씹기만 해도 알 수 있을 정도로 이 기관은 섬세하다. 이를 뽑아버리면 치근막의 기계적 자극 수용기가 퇴화되어 씹은 자극이 뇌에 전해지지 않는다. 오랫동안 뇌로의 자극이 전해지지 않으면 뇌의 폐용성 위축(※7)이 일어난다. 쥐의 한쪽 이빨을 뽑고 사육하면 반대쪽 뇌의 면적이 작아지며, 또 세포밀도가 저하되었다는 실험을 통해서도 이에 수긍할 수 있다. 이가 없는 사람에게 치매가 많다고도 하니 이는 뽑으면 안 된다.

이가 빠지는 원인

일생 자신의 이로 음식을 먹을 수 있도록 하기 위해서는 이를 뽑지 말아야 할 것이다. 어떤 원인으로 이가 빠지는가를 조사한 데이터가 있다(그림 1-1). 2000년 조사에서 오카야마현 내 치과의사가 발치한 이유의 1위는 치주질환이고, 다음이 충치였다. 1990년 조사에서는 충치가 1위였고, 2위가 치주질환이었다. 10년 사이에 발치의 원인이 바뀌었다. 즉, 충치로 이를 뽑는 것이 줄었다. 그 이유의 하나로, 뽑지 않고 이를 유지시키고자 하는 의식의 변화가 오카야마현 내의 치과의사에게 있었기 때문이다. 치과의사가 뽑지 말자 생각하면 치아는 오래 유지된다.

앞으로는 치주질환을 예방하여 일생 자신의 이로 먹을 수 있도록 심혈을 기울이고 싶다. 고바야시 잇사(小林一茶)도 치주질환이었다고 한다. 그는 51세일 때 "절구공이 같은 잇몸도 봄이면 꽃이 만발하리"라 읊었다.

※5 [섬유아세포] 상피 아래에 있는 결합조직(※26)을 구성하고 있는 세포. 창상(베인 상처)을 낫게 하거나 염증을 가라앉힐 때 활약한다.
※6 [기계적 자극 수용기] 압력이나 진동 등의 자극에 반응하여 전위를 일으키고, 뇌에 그 정보를 전달한다.
※7 [뇌의 폐용성 위축] 뇌를 사용하지 않음에 따른 위축으로 뇌기능의 퇴화를 일으킨다.

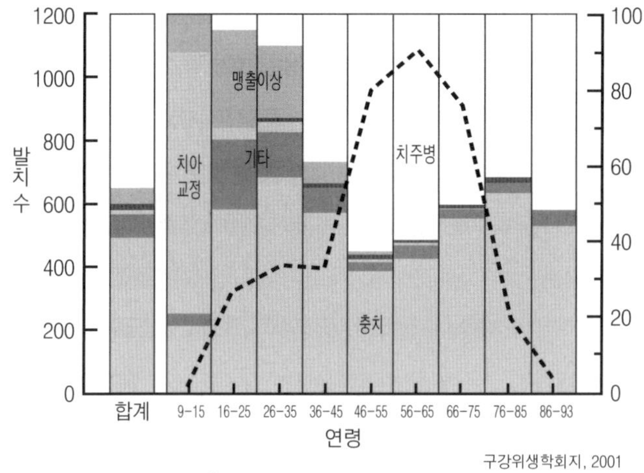

그림 1-1. 발치의 원인 조사. 최근에는 치주병에 의한 발치가 가장 많다.

발치 시의 문제점

발치 시나 잇솔질을 할 때 출혈이 많으면 혈액 중으로 세균이 침투하여 균혈증(※8)이 일어난다. 감염까지는 이르지 않은 채 지나는 경우가 거의 대부분이나, 체력이 떨어지고 발열 등이 일어나면 패혈증(※9)이라는 위험한 상태가 된다. 균혈증이 일어난 후 세균이 혈액 내에 정착된 상태에서 패혈증 쇼크가 일어난다. 균혈증에 비해 극히 드문 질환이나 발병하면 떨림이나 오한, 체온의 급격한 상승, 빠르고 격한 심장박동, 숨참, 혈압 상승이나 하강이 있다.

이것을 예방하기 위하여 항생물질을 투여하는 경우가 있다. 그러나 약간 통증이 있거나 입 안이 붓거나 하면 바로 항생물질과 소염제, 진통제를 처방하는 치과의사가 있다. 어디서 통증이 생기건 동일 약제로 증상이

※8 [균혈증] 혈액 중에 균이 있는 상태.
※9 [패혈증 쇼크] 패혈증은 혈액 중에 세균이 정착하는 것을 말한다. 패혈증으로 혈압이 지나치게 떨어져 생명에 위협을 주는 상태를 패혈증 쇼크라 한다.

가라앉을 때까지 처방을 계속하여 1개월이나 복용시키는 것을 보면 무서워진다. 무턱대고 함부로 항생물질을 투여하면 쇼크가 일어날 가능성도 있으며, 항생물질이 듣지 않는 내성균도 생겨 환자의 몸 안에 남는다. 쇼크는 약물과민증이란 알레르기의 일종으로 혈압 저하, 얕은 호흡, 빠르고 약한 맥박, 그리고 피부는 차가워져 식은 땀을 흘리고 실신할 수도 있다. 또 내성균이 몸 안에 있는 것을 모르고 항생물질을 복용하면 보통 세균은 죽지만, 내성균만이 남아 더욱 세력을 늘려 병세가 악화된다.

MRSA(Methicilin resistant Straphylococcus aureus)란 화농성균(※10)이 그 대표적인 균이다. 메티실린(※11)이란 페니실린계 항생물질에 내성을 가진 황색포도상구균(※12)으로, 이 균에 감염된 증상이 나오면 항생물질이 듣지 않으므로 손을 쓸 수가 없게 되어 최종적으로는 사망에 이르는 경우가 많다. MRSA는 병원내 감염에 의한 경우가 대부분이었다. 어느 병원에 MRSA에 감염된 환자가 입원하였다. 간호사가 이 환자를 간호한 후, 손을 씻고 다음 환자를 간호하였다. 이 두 번째 환자가 MRSA에 감염되어버렸다. 간호사가 손을 씻은 케틀(kettle; 소독액이 들어 있는 손 씻는 세면기) 안에 MRSA가 고여 있었던 것이다. 이것이 병원내 감염이다. 본래 손을 씻을 때는 충분히 물로 씻고 나서 케틀로 소독하는 것이 순서인데, 물로 씻는 순서를 생략하고 직접 케틀에서 손을 씻어서 MRSA가 케틀 안에 들어가 버린 것이다. 앞의 간호사 이외에 간호사는 제대로 물로 손을 씻었지만, 이 오염된 케틀 안에서 소독을 하고 다음 환자를 간호한 것이 실수였다. 그래서 환자에게 MRSA가 감염되어버린 것이다. 또 MRSA가 부착된 간호사복을 갖고 돌아가 가족들의 의류와 함

※10 [화농성균] 화농시키는 균. 황색포도상구균(※12), 화농성연쇄상구균, 녹색연쇄상구균 등이 대표적이다.

※11 [메티실린] 페니실린 내성균에도 효과적인 페니실린계 항생물질.

※12 [황색포도상구균] 현미경으로 보면 포도송이처럼 보이는 것에서 이름 붙여졌다. 식중독의 원인균일 뿐만 아니라, 화농성 질환의 대표적인 원인균이다.

께 세탁한 간호사의 아이가 감염된 예도 있다.

최근에는 MRSA 감염에 의한 소아의 중증 급성 골수염(※13)이 급증하고 있다. 이 경우는 병원내 감염이 아닌 외부 감염에 의한 것으로, 지금까지와는 다른 균주가 있다고 한다. 이 사실로부터 몇 종류의 MRSA가 나온 것을 알 수 있다. 시중에 이 균주가 나온 것은 작은 상처로 누구든 감염되고 항생물질이 듣지 않기 때문이며, 여지없이 장기간의 입원을 요하게 되는 사태가 예측된다. 반코마이신(※14)이란 새로운 항생물질이 개발되어 MRSA를 격퇴할 수 있게 되었으나, 다시 반코마이신 내성 포도구균이나 장구균(※15)이 출현하였다. 이와 같이 무턱대고 함부로 항생물질을 사용하는 것은 내성균의 출현을 촉진하게 되므로 충분히 주의해야만 한다.

고령화 사회와 치과

1980년경, 일본은 세계에서 그 예를 볼 수 없는 속도로 고령화가 진행되었다. 고령사회의 도래는, 일본이 세계에 자랑할 수 있는 한 가지였다. 그러나 이렇게 단기간에 고령화된 나라의 예는 세계 어디에도 없다. 메이지(明治) 시대 이래로 구미 선진국을 뒤쫓아 추월하려 애써 왔다. 이를 위해 선진국을 모방하는 수법을 택하였다. 국민 전체가 하나가 되어 모방해 왔던 것이다. 메이지 이래의 일본 문화는 모방문화라 해도 과언이 아니다. 그리고 일본은 세계 제일의 장수국가가 되었다. 또 경제대국도 되었다. 저출산 고령화 사회에서의 출산연령 인구비율의 감소와 사회보장문제 등과 더불어 고령자 생활의 수준(QOL=Quality Of Life)도 고려해야 했다. 그러나 이 문제를 해결하기 위하여 모방할 나라는 없었다. 급격한 고령화는

※13 [급성 골수염] 뼛속에서 일어나는 화농성 염증. 뼈가 지끈거리며 지속적으로 통증이 생긴다. 운동을 하면 통증이 강해진다. 소아에서는 가성마비가 일어난다.

※14 [반코마이신] 거의 모든 항생물질이 듣지 않는 MRSA를 살균시킬 수 있는 항생물질. 세균의 세포벽 합성을 저해하여 균의 증식을 저지한다.

※15 [장구균] 장관 내에 있는 상주균으로 공 모양이다.

일본 독자적인 문제였기 때문이다. 모방문화의 한계였다. 스스로 생각하고 스스로 실천해야 할 시대이다.

1985년 요미우리(讀賣)신문은, 백 세 이상의 사람들에게 현재의 가장 큰 즐거움은 무엇인가라는 설문조사를 실시하였다. 그 결과 1위는 맛있는 요리를 먹는 것이고, 2위는 가족과의 대화, 3위는 자는 것, 4위는 친구와의 대화 등으로 이어졌다. 장수할 수 있었던 사람들의 즐거움은 맛있는 요리를 먹는 것이며, 이를 만족시키는 것이 QOL 향상으로 이어진다. 한편, 백 세 이상이며 자신의 치아로 식사를 하는 사람은 4%이다(표 1-2). 약 45%는 잇몸으로 밥을 먹고, 47%가 완전틀니다. 잇몸으로 밥을 먹는 사람과 완전틀니인 사람이 92%가 되는데, 이들은 치아가 전혀 없다. 백 세 이상의 92%가 치아가 없다는 사실로부터 인간은 이가 없이도 장수할 수 있다는 결과가 나온다. 인간사회가 진보됨으로써 치아의 역할도 달라졌다.

표 1-2. 100세 이상 장수자(1,018명)의 구강 상황

1981. 2~1981. 3

구분	소계	잇몸만 사용	완전틀니	치아 + 틀니	자연치아	상세불명
합계	100% 1,009명	44.3% 447명	47.8% 482명	3.6% 36명	4.1% 41명	0.3% 3명
남	100% 181명	35.4%	54.1%	3.9%	6.1%	0.6%
여	100% 828명	46.3%	46.4%	3.5%	3.6%	0.2%

[장수자 보건영양 조사결과의 개요] 건강한 몸 만들기 사업단

1,018명 중 1,009명과 면접이 가능하였다.
잇몸으로 밥을 먹는 사람과 완전틀니로 먹는 사람이 거의 대부분이었다. 인간은 이가 없어도 장수할 수 있으며, 현재의 치과의료를 이대로 계속하면 100세에 이르는 동안 거의 모든 사람이 이를 잃게 된다.

"완전틀니로 무엇이든 씹을 수 있다"고 말하는 사람도 있으나, 백 세 이상의 예에서는 절반 가까운 사람이 잇몸으로 밥을 먹고 있으므로 절반의 사람은 완전틀니에 만족하고, 나머지 절반은 불만을 갖고 있다고 할 수 있겠다. 완전틀니의 교합력, 교합접촉면적을 조사해보면, 건강한 사람의 10% 전후에서 완전틀니의 기능회복력은 전혀 없다고 해도 좋을 정도다(표 1-3).

표 1-3. 어금니에 틀니를 끼웠을 때의 교합능력

1981. 2~1981. 3

	모두 자신의 이인 사람	브릿지 착용자	부분틀니인 사람	완전틀니인 사람
사람 수(명)	332	84	112	93
연령(세)	32.8±13.6	49.1±12.8	66.5±110.1	74.6±6.2
현존 치아 수 (개)	28.9±1.4	27.0±2.0	16.4±6.5	0.0±0.0
교합압력 (MPa)	29.7±4.2	31.0±4.9	31.1±8.8	34.4±12.2
교합력 (N)	488.5±282.9	393.7±253.7	173.6±168.5	54.7±41.4
교합접촉 면적(mm^2)	16.2±8.8	12.6±7.7	5.8±5.2	1.9±1.7

Journal of Oral Rehabilitation, 27, 1073, 2000

브릿지를 착용한 사람은 건강한 사람의 80% 교합력밖에 없다. 부분틀니인 사람은 35%, 완전틀니인 사람은 11%다.

"의치를 빼고, 두부를 씹어 맛본다"[마이니치 센류(毎日川柳)(※) 모리야 교몬(守屋魚門)]

이러한 센류가 있다. 틀니보다 잇몸으로 먹는 것이 제대로 두부의 맛을 느낀다는 것이다. 틀니로는 두부의 맛이 달라진다. 단단한 손두부, 연두부의 구별이 안 된다. 탕두부도 온도가 전해지기 어려우므로 맛이 달라진다. 어느 주부는 이를 뽑고 새로 틀니를 낄 때마다 맛이 변한다고 하였다.

또 "할머니 이는 모두 뺄 수 있어요. 밥을 먹을 때는 이를 빼고 먹어요. 먹지 않을 때는 이를 끼워요"(『1학년 1반, 있잖아요 선생님』, 카시마 가즈오(鹿島和夫) 편저)라고, 하루나 히토시 군이 글짓기했다. 히토시 군의 할머니도 식사를 하실 때는 잇몸으로 드시는 것이 맛있다고 느끼시는 것일 게다. 그리고 외출하실 때는 외관이 좋지 않으므로 틀니를 끼고 가시는 것이다.

완전틀니의 불만스러운 점으로는 먹을 때 딱딱거리는 소리가 난다, 틀니가 자주 빠진다, 입 모양이 변한다, 여행 시 세정이 어렵다, 틀니에 쉽게 금이 간다, 발음이 샌다, 단단한 음식을 먹을 수 없다, 발음이 나빠진다 등이 있다. 우동을 먹을 때도 완전틀니를 한 사람은 목에 화상을 입는 경우가 있다. 보통 뜨거운 우동이나 차를 마실 때는 공기와 함께 빨아들여 식히므로 데는 일이 없다. 뜨거운 것을 빨아들이는 양은 상악(윗턱)으로 온도를 감지하면서 조절한다. 상악이 틀니로 씌워 있으면 뜨거운 액체를 감지하지 못해 입 안에서 공기와 함께 식히지 못하고 삼켜 목에 이르기 때문에 화상을 입는다.

아주 옛날의 틀니는 이를 뽑으면 입술이 오그라들어 외관이 안 좋으므로 이것을 수정하기 위해 나무로 만든 틀을 입에 넣었던 것이 시작이라 한다. 다음으로, 나무 틀에 죽은 사람의 이나 상아를 치아 형태로 조각한

※ 역자 주) [센류(川柳)] 하이쿠(俳句)와 같은 형식인 5 · 7 · 5의 3구 17음으로 된 단시(短詩). 구어(口語)를 사용하며, 인생의 기미(機微)나 세태 · 풍속을 풍자하여 묘사하는 것이 특징이다. 에도(江戸) 시대의 평자(評者)인 柄井川柳(가라이 센류)의 이름에서 비롯되었다.

것을 박아 넣어 보기 좋게 한 것이 나왔다. 물론 죽은 사람의 이를 사용한 틀니 쪽이 고가였다. 그 후, 상하의 틀니를 경첩으로 잇고 그 사이에 스프링을 넣어 입을 열었을 때 틀니가 열리도록 하는 조치도 취해졌다. 기술의 진보와 함께 턱 형태에 잘 들어맞도록 틀니가 만들어지자 흡반과 같은 원리로 턱에 붙어 쉬이 떨어지지 않는 틀니가 생겼다. 미국의 초대 대통령, 조지 워싱턴은 완전틀니였다. 당시는 목제 틀니여서 잇몸에 닿아 아픈 곳이 있으면 그것을 틀니 기사에게 보내 조정하고, 그동안은 예비 틀니를 사용하였다. 1달러 지폐를 보면, 워싱턴의 입술이 부풀어 있어 틀니를 한 모습을 볼 수 있다.

치과의사가 적고 충치예방법이 알려지지 않았을 때의 얘기인데, 노르웨이의 어느 지방에서는 여자가 시집가기 전에 모든 이를 뽑고 가는 풍습이 있었다. 시댁에서 치아치료에 돈을 들이게 되면 죄스럽다는 생각에서였다고 한다. 일본에서는 소설 『나라야마 부시코(楢山節考)』[후카사와 시치로(深澤七郎) 저] 중에 산으로 끌려가기 전 오린 할머니의 이가 모두 건강했기 때문에 마을의 아이들로부터 '도깨비'라 불리고, 그것이 괴로운 할머니가 스스로 앞니를 돌절구에 부딪쳐 이를 뽑고 난 후에 마을을 돌아다니는 정경이 나온다. 헝가리에서도 『나라야마 부시코』와 마찬가지로 어느 연령이 되고 이가 모두 빠지면 숲으로 끌려가 버려졌다고 한다. 숲 속 짐승의 먹이가 돼버리는 것이다. 생활이 어려워서 일도 못하는 사람의 입을 줄이기 위한 것이다. 이가 하나밖에 남지 않은 할머니는 그 이에 실을 감아 한끝을 문고리에 묶고 며느리를 부른다. 며느리가 문을 여는 순간 할머니의 이가 뽑히도록 한 것이다. 하루라도 빨리 숲으로 보내져 아들 식솔들의 생활을 편하게 해주고 싶은 마음에서였다. 며느리에게 이를 뽑게 한다는, 뭐라 표현할 수 없는 서글픈 이야기가 동서양 모두에 있었다.

현대의 일본, 50세의 여성, 치조농루로 이가 한 개씩 빠져 갔다. 마지막으로 몇 개 남은 이를 모조리 모두 뽑히고 드디어 이가 모두 없어졌다. 한 달 후, 치과에 가서 치아 모형을 떴다. 다음에 갈 때는 새로운 이가 생길 것으로 생각했으나, 또 한 번 치아 모형을 뜨자 한다. 이번에야말로 새로운 이가 생길 것이라 기대하고 가니, 이번엔 시뻘건 밀랍 덩어리를 입에 넣는다. 그리고 또 몇 번을 더 가고 나서야 겨우 새 틀니를 끼우게 되어 오래간만에 맛있는 저녁 식사를 기대하였다. 이제 잘 먹겠다 싶어 음식을 입에 넣자 입 안이 아파 음식을 씹을 수가 없다. 임시로 만든 틀니라서 씹을 수 없는 것은 당연하다는 말에 참았다. 식사는 유동식으로 하고 고형물을 먹는 것은 중지했다. 결국 최종적으로 완전틀니가 완성될 때까지 3개월 가까이 걸렸다. 아픈 곳을 조정하고 지금은 어찌어찌 음식을 가려 가며 먹고 있다.

60세 남성, 역시 치조농루로 치아를 모두 뽑혔다. 결혼식 피로연에서의 일이다. 동생에게 "타츠오, 이거 딱딱한지 어떤지 먹어봐라"라고 말한다. "연해요"라는 대답을 들은 후 젓가락을 든다. 사람들 앞에서 제대로 씹어 삼키지 못해 음식물을 뱉어내는 것은 볼썽사납고, 틀니와 잇몸 사이에 음식물이 끼면 틀니를 입에서 빼내야 한다. 그래서 먹을 수 있는 것만 먹게 되었다. 사람들 앞에서 틀니를 빼는 것은 정신적으로 매우 괴롭다. 이 사람, 밤에 잘 때 틀니를 빼어내 물에 담가 두어야 한다고 들어서 이것을 충실히 지키고 있다. 이런 행동을 타인에게 보이는 것이 싫어서 그 이후론 지인들과 여행도 가지 않게 되었다.

틀니는 이물질이므로, 이것을 오랫동안 입에 넣어 두면 턱뼈가 조금씩 흡수되어 간다. 틀니도 닳아 조금씩 줄어든다. 그래서 새 틀니를 만들지만, 턱뼈는 오래된 이전의 틀니에 맞도록 변형돼버렸기 때문에 새 틀니는 아무래도 잘 맞지 않는다. 또다시 새로운 틀니에 적응하기 위해 많은 시간을 들여야 한다.

완전틀니를 끼워 넣으면 턱의 혈류량이 줄게 된다. 완전틀니를 끼우기 시작하여 1주일 후에는 틀니가 없었을 때의 60%로 떨어지고, 6주 후에는 70%로 회복되나, 그래도 충분한 혈류량이라고는 할 수 없다. 그 후, 틀니를 빼고 하루 뒤엔 건강했을 때의 90%로 돌아온다. 완전틀니를 장기간

끼워 두면 턱뼈가 조금씩 삭는 것도 인정해야 한다.

틀니로 어느 정도 씹을 수 있는가 하는 기능회복능력을 조사한 연구는 많지 않다. 오카야마대학의 미야우라(宮浦) 등은 오카야마 시내 노인클럽의 협조하에 얇은 교합시험지를 물게 하여 어느 정도의 힘(교합력)이 나오는지, 치아와 치아가 접촉하는 면적(교합접촉면적)이 어느 정도인지를 조사하였다(표 1-3 참조). 끼웠다 뺐다 할 수 있는 어금니만의 틀니를 가진 사람의 교합력, 교합접촉면적은 치아가 온전한 사람의 35%였다. 완전 틀니인 사람의 교합력, 교합접촉면적은 10%밖에 없었으며, 브릿지 장착자도 80%로, 어떤 틀니도 100% 회복되지 않았음을 알 수 있었다. 인공치아에는 한계가 있는 것이다.

8020운동

아이치현(愛知縣) 토요타군(豊田郡) 치과의사회에서 주민검진과 더불어 식사조사를 실시하였다. 수다코(酢; 새콤한 문어요리)를 먹을 수 있는지 여부를 판단기준으로 해보니, 20개 이상의 치아를 갖고 있는 사람은 문어요리를 씹을 수 있다고 답하였으나, 20개 미만의 치아를 갖고 있는 사람은 씹지 못한다고 응답하였다. 20개 미만의 사람이라면 틀니를 끼우고 있어도 문어요리는 먹을 수 없다는 결과였다. 여기서도 틀니의 한계가 나타난다. 20개 이상 치아가 있는 사람은 어떤 음식이라도 먹을 수 있다는 사실로부터 논의를 발전시키고, 보건소의 치과 공중보건 분야의 담당자들이 중심이 되어, 일본인의 평균수명인 80세에 20개 이상의 치아를 유지하는 운동을 전개하게 되었다. 이것을 일본치과의사회가 응원하는 형태로, 평생 자신의 치아로 음식을 먹을 수 있는 사회 실현을 목표로, 8020운동이 시작되었다. 이것이야말로 일본에서 출발하여 세계를 향한 치과문화의 제1호다.

20개의 치아가 있는 상태는, 자신의 치아로 물질을 씹을 수 있는 최소한도이다. 마찬가지로 미야우라 등의 조사(1999년)에서는, 20개 이상 치

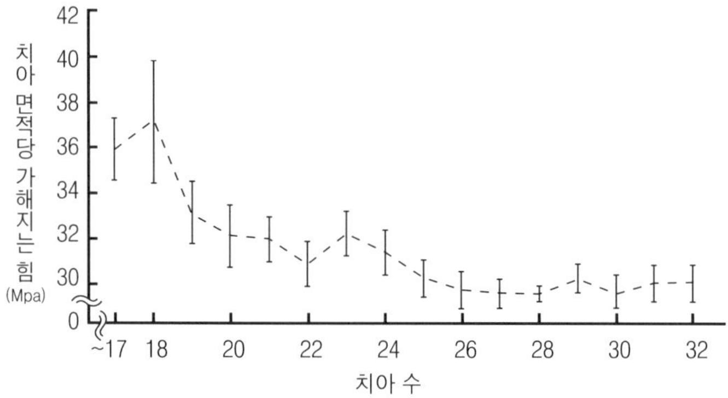

J Oral Rehabel, 27; 1073, 2000

그림 1-2. 치아의 수와 교합압력. 치아 수가 줄어들면 1개 치아당 부하되는 씹는 압력이 점점 상승한다. 20개보다 적어지면 압력이 급격히 상승하여 개개 치아에 가해지는 부담이 점점 커진다.

아가 있을 경우의 치아에 가해지는 부담은 건강한 경우와 별로 다르지 않으나, 20개 미만이 되면 치아 1개당의 교합압력이 급격히 상승하여 씹었을 때의 힘이 크게 부담이 됨을 알았다. 지나치게 부담이 커지면 치아는 씹는 힘에 견디지 못하고 흔들리기 시작한다. 그리고 언젠가는 뽑힐 운명에 처한다(그림 1-2).

보험 틀니와 자비 틀니

'보험으로 씹을 수 있는 틀니를' 이란 캠페인이 있었다. 의료보험을 적용시켜 만든 틀니는 씹을 수 없으므로 자비로 틀니를 만드는 것이 좋다고 하는 치과의사가 많았다. 보험 틀니는 씹을 수 없고, 자비 틀니가 잘 씹을 수 있다는 데이터는 모르겠다. 보험 틀니와 자비 틀니의 차이는, 보험을 적용하여 쓸 수 있는 재료는 레진(※16)으로 한정되어 있으나 자비로는

※16 [레진] 합성수지. 분말과 액체를 반응시키면 몇 분 후에 경화된다.

금액에 따른 금속을 사용할 수 있다는 것이다. 금속과 레진의 차이는, 레진 틀니는 두꺼워서 이질감이 느껴지고 열전도성이 나쁘다는 점이다. 틀니의 교합능력에 따른 양자의 차이는 크게 다르지 않다. 어느 쪽 틀니도 적응이 되면 마찬가지인 것이다. 그러나 자비 틀니는 오래 사용하는 사람이 많다. 자비 치료는 환자와 치과의사와의 자유계약이므로 공적인 규제가 없어 치과의사에게도 매우 편하다. 자비 틀니를 권하는 치과의사가 많아진 경향에 반대하여 양심적인 치과의사들이 일으킨 것이 보험으로도 씹을 수 있게 하자는 틀니 캠페인이다.

임플란트 의치

이가 빠지면 이것을 보완하기 위하여 브릿지나 틀니를 만들었다. 넣었다 뺐다 할 수 있는 틀니는 불안정하여 충분히 씹을 수 없다. 또 브릿지는 뽑힌 치아의 양쪽 옆 치아에 인공치아를 연결한 것으로, 틀니가 움직이지 않아 비교적 잘 씹을 수 있으나 틀니를 지탱하는 이를 깎아 만들 수밖에 없다. 건강한 이를 깎아내는 것은 아깝다. 이들의 결점을 보완하는 것으로 임플란트 의치가 있다.

임플란트 의치는 치아가 빠진 부분의 뼈에 나사를 박고, 그 위에 인공치아를 연결하는 것이다. 뼈 부분에 나사(길이 1cm, 직경 4mm 전후)를 삽입하기 위하여 잇몸을 벌려 뼈에 나사가 들어갈 만큼의 공간을 확보한다. 나사를 그 구멍에 매입한 후 잇몸을 닫는다. 새 뼈가 나사 주변에 재생되기까지 3~6개월 걸린다. 그 후 매입된 나사를 잇몸 위로 끌어내기 위한 2차 수술을 한다. 그리고 나사 위에 인공치아의 모형을 뜬다. 이어서 임시 치아를 넣어 상태를 확인한 후 문제가 없으면 최종적으로 인공치아를 세운다. 이는 2차 수술로부터 2, 3개월 걸린다. 최근에는 임플란트 의치의 성공 확률이 매우 높아졌다. 단단한 물질도 씹을 수 있고, 임플란트 의치의 존재를 느낄 수 없어 위화감도 없다.

임플란트 의치의 나사를 넣어도 뼈가 충분히 재생되지 않을 경우는, 재

시술하거나 임플란트 의치를 포기할 수밖에 없다. 임플란트 의치가 성공해도 결국 인공장기이므로 자연치처럼 효율적으로 씹을 수는 없다. 인공치아는 해부학적인 형태로 만들어지므로 기공소에서 만든 인공치아는 전부 같은 형태로 만들어진다. 예전에 있던 자신의 치아 형태와는 미묘하게 다르다. 따라서 많은 인공치아를 끼운 경우는 가끔 교합에 지장을 주어 턱관절의 이상을 초래하는 일도 있다. 또 임플란트 의치에는 기계적 자극 수용기가 없으므로 씹었다는 감각이 전혀 없다. 음식물을 씹어도 그 자극이 뇌에 전해지지 않는다. 뇌로의 자극은 전혀 없는 것이다. 이 문제를 생각해볼 때, 쥐의 이빨을 뽑으면 학습능력이 저하돼버리는 것이나 완전틀니인 사람에게 치매가 많음을 떠올리게 된다. 이는 뽑으면 안 된다.

2. 이는 깎지 마

건강증진을 위한 치과

질병을 발상의 원점으로 하는 이론(disease-oriented concept; ※17)에서는, 우선 병을 치료하는 것부터 시작한다. 그리고 병원을 다니느라 일상의 사회생활에서 이탈해버리는 상황으로부터 한시라도 빨리 사회에 복귀시키고자 한다. 이를 제3차 예방이라 한다. 이 상황은 병에 걸린 것을 본인이 자각하고 병원에 갈 결심을 한 단계에서 시작되는데, 이래서는 이미 때늦은 일이다. 여기에 자각이 있기 전에 병을 발견하여 조기에 치료를 하고자 생각하게 되었다. 조기발견, 조기치료라는 것으로, 제2차 예

※17 [질병을 발상의 원점으로 하는 개념(diseas-oriented concept)] 현재 의학의 주류 이론. 의학은 질병을 고치는 것에서 시작되었다. 이를 위해 질병의 종류를 정리하여, 하나하나의 질병의 원인을 규명하고, 그 치료법을 찾는 것에 정진해 왔다. 그 후 예방법을 연구하는 데까지 진보하였다. 그러나 이 수법에 구애된 나머지 질병에만 전념하여 전신 상태의 변화에 둔감해졌다. 그리고 질병은 없어졌지만 수명이 짧아지거나, 후유증이 남는 사태로도 이어졌다. 이러한 질병을 발상의 원점으로 하는 사고방식에 반해, 건강을 발상의 원점으로 하는 사고방식을 건강증진의 개념(health-oriented concept)이라 한다.

방이라 한다. 조기발견을 위해 검진을 한다. 인간 도크(※) 등이 이에 해당한다. 그러나 조기발견 단계는 이미 병이 든 상태이다. 그때까지 아무것도 하지 않고 있으면 곤란하다. 그래서 제1차 예방의 발상이 태어났다.

제1차 예방은 병에 걸리지 않도록 하고자 하는 것이다. 예방법이 확실하게 확립된 것은 그것을 보급시키면 된다. 치과의 2대 질환이라 일컬어지는 충치와 치주질환은 예방법이 이미 알려져 있다. 따라서 충치나 치주질환에 걸리는 것을 기다려 조기발견, 조기치료를 하는 것이 아닌 발생예방에 조치를 취해야 할 것이다.

최근 또다시 새로운 발상이 나왔다. 제1차 예방, 제2차 예방, 제3차 예방과 같이 종래의 질병을 발상의 원점으로 하는 것이 아닌, 건강을 발상의 원점으로 하고자 하는 것이다. 이를 건강증진의 개념(health-oriented concept)이라 한다. 국민의 건강을 유지 증진하기 위하여 의사로서, 치과의사로서, 보건사로서, 또 행정관으로서 무엇을 할 수 있을까를 생각한다. 이 이론에서는, 건강이란 무엇인가를 확립시켜야 한다. "건강이란, 육체적, 정신적, 사회적으로 양호한 상태로서, 단지 질환이나 고장이 없다고 하는 것만은 아니다(WHO 헌장)." 육체적, 정신적, 사회적으로 양호한 상태를 유지하기 위하여 치과의사로서 무엇을 할 수 있는가를 생각한다. '이 치아를 깎아 메우는 것이 건강을 유지하는 것이 될까' 라고 음미해보면, 깎지 않고 처리하는 편이 좋은 경우가 많다.

이를 깎으면 이렇게 된다

노령기 쥐의 이빨을 깎은 실험은 여러 가지를 암시한다. 학습능력을 비교하기 위하여 이빨을 깎은 쥐와 정상 쥐를 물속에 넣고 헤엄치게 한다. 수조에는 쥐의 발이 닿는 위치에 휴식판을 놓아 둔다. 쥐를 하루 4회 헤

※ 역자 주) [인간 도크] 단기에 신체 각부의 정밀검사를 받기 위한 시설.

엄치게 하고, 일주일간 휴식판의 위치를 학습시켰다. 이빨이 깎여 먹이를 충분히 씹을 수 없는 쥐는, 휴식판의 위치를 학습하는 능력이 정상 쥐의 1/5 정도로 떨어졌다. 이것은 씹는 일이 뇌의 활성화에 관계하고 있음을 나타낸다. 또 흥미로운 것은, 이빨이 깎인 쥐를 씹을 수 있도록 치료하자 학습능력이 절반 정도는 회복됐으나 원래대로는 돌아오지 못했다. 이 학습능력의 차이는, 쥐 뇌의 해마세포 수에 비례하였다. 이를 깎고 원래대로 돌아오게 한다 해도 학습능력이나 뇌의 세포 수가 100% 회복되지 못한 것은, 천연의 치아는 물질을 씹는 능력만이 아닌, 뇌의 발달에까지 영향을 미친다는 것이다. 그 이유로는, 충분히 씹을 수 없게 됨에 따른 스트레스와 뇌 속의 신경전달물질(※18)이 감소하여 뇌에 장애를 일으키는 것을 들 수 있다. 치아를 뽑으면 치근막에 있는 기계적 자극수용기가 퇴화하여 뇌로의 자극이 없어지는데, 깎아서 씹을 수 없게 된 치아에서도 치근막으로의 자극이 감소하여, 치료해도 원래로는 돌아오지 않았다. 이는 깎으면 안 된다.

충치가 생겨 금속관을 씌우는 일이 있다. 이를 깎아내고 치아 모형을 떠서 금속관을 만드는데, 이 형태는 해부학적인 형태로 만들기 때문에 그때까지 환자가 갖고 있던 치아 형태와는 다르다. 그래서인지 금속관을 끼우기 직전과 직후에 교합력, 교합접촉면적을 측정하면 직후가 값이 낮다. 금속관을 넣는 것만으로도 씹는 기능은 떨어져버린다.

보철물의 수명

치과의사가 이를 깎는 이유를 보면, 치아와 치아가 접촉하는 곳의 충치에서 깎아내는 치료가 가장 많다. 그 다음이 쌍으로 맞물리는 곳의 충치다. 그러나 14세까지 어린이들의 경우는 절반 이상이 맞물리는 곳에 생긴

※18 [신경전달물질] 신경세포에 많이 존재하는 물질로, 이들이 신경세포에서 방출됨으로써 인접세포에 자극이 전달된다.

충치로 이를 깎아낸다. 15세 이후는 치아와 치아가 접하는 곳의 충치가 가장 많다. 이를 깎아내지 않게 하기 위해서는 우선 충치예방이 필요하다.

치과에서 치유된 치아에는 수명이 있다. 평생 쓸 수 있는 충전물은 매우 적다. 레진 충전은 5년 정도, 인레이(※19)는 5~6년, 금속관이나 브릿지도 8년 정도다. 예를 들어, 초등학교 1학년 때 제1대구치(※20)가 충치에 걸려 레진을 메웠다고 하면 5년 정도 후에 교환하므로 중학교 1학년 때 인레이 시술을 하게 된다. 인레이의 수명은 5~6년이므로 고등학교를 졸업할 무렵엔 금속관을 씌우게 된다. 8년 후 치아의 신경을 뽑고 다시 한 번 새 금속관을 씌운다. 30세가 지날 무렵에 그 금속관을 덮고 있는 치아를 뽑고 브릿지로 바꾸게 된다. 이어서 38세에 브릿지를 지탱해주던 치아에 통증이 생기거나 충치가 생겨 다시 한 번 브릿지를 바꾼다. 46세 무렵, 브릿지를 지탱해주던 치아가 못쓰게 되어 브릿지를 빼고 탈착 가능한 부분틀니가 된다. 이 틀니의 수명도 7, 8년이다. 이 무렵 부분틀니의 앞에 있는 치아가 흔들거리기 시작해 뽑아야 할 지경에 이른다. 즉, 50세에 부분틀니를 한 사람이 많아지는 사태가 발생한다. 이 부분틀니를 몇 개쯤 다시 만들다 최종적으로는 완전틀니로 되는, 이것이 일본인의 전형적인 패턴이다. 왜 이렇게 되는가 하면, 충치로 이를 깎아냄에도 불구하고 충치예방을 하지 않은 채 치료를 하면 깎아낸 부분의 옆에 새 충치가 발생하여 또 깎아내기 때문이다. 특히 충전물과 치아 사이에 틈새가 생기고, 거기에 세균이 침투하여 충치에 걸릴 위험률을 높인다. 깎으면 깎을수록 치아는 없어지게 되고 발치에서 완전틀니로 진행한다(표 1-4).

특히 젊었을 때 금속관이 씌워진 치아는 건강한 치아에 비해 10년 사이에 발치될 확률이 8배 높다. 30대의 금속관은 발치될 확률이 6배 높아졌

※19 [인레이] 충치를 깎아낸 곳에 맞는 형태로 만든 고형물. 치아를 덮어씌우는 것을 관(crown)이라 한다.

※20 [제1대구치] 치아 중 가장 큰 것으로, 저작(씹는 동작)에 가장 크게 공헌한다. 6세 무렵에 생겨나는 것이라 6세 구치라고도 한다.

표 1-4. 보철물과 충전물에는 수명이 있으며, 평생 쓸 수 있는 틀니는 거의 없다

보철물의 종류	사례수(%)	평균수명(년)	(범위)
레진(composite resin)	433(13.4)	5.2±3.4	(0.2–20)
앞니 레진크라운	141(4.4)	5.9±5.7	(0.1–25)
인레이	731(22.7)	5.4±3.8	(0.1–30)
아말감	741(23.0)	7.4±4.8	(0.1–35)
금관(크라운)	562(17.5)	7.1±5.2	(0.1–55)
브릿지	173(5.4)	8.0±6.8	(0.1–40)
세라믹재 앞니 크라운	59(1.8)	8.0±3.7	(0.3–15)
구 금속관	187(5.8)	12.7±7.7	(2.0–40)
기타	193(6.0)		
총계	3220	6.9±5.3	(0.1–5.5)

일본구강위생학회 잡지, 45권, 788쪽, 1995

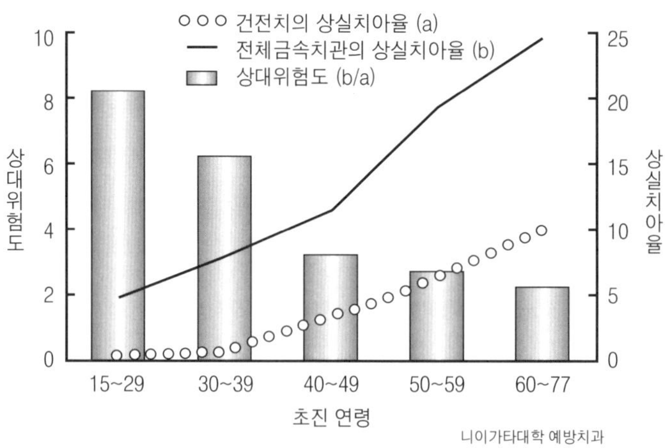

그림 1-3. 건전치아와 금속관이 씌워진 치아상실률의 비교. 15~29세에서 금속관이 씌워진 치아는 10년 후 발치될 확률이 건전치아에 비하여 8배 높다.

다(그림 1-3). 금속관을 씌울 때, 에나멜질(법랑질)이란 가장 단단하고 산에 대한 저항성이 가장 강한 조직을 깎아내고 만든다. 에나멜질 아래는 상아질이란 비교적 연한 조직이 있다. 상아질의 탈석회화(※21)가 일어나면 기본 구조가 붕괴되어 원상태로 돌아올 수 없게 된다. 그러므로 가장 산에 강한 에나멜질은 가능한 한 깎아내지 않도록 해야 한다. 특히 금속관을 씌우는 것은 피하는 것이 좋다. 어쨌든 이는 깎아내면 안 된다. 최근에는 가능한 한 깎아내지 않도록 하므로 최소개입법(minimum intervention)이란 사고가 주류를 이루고 있다.

3. 잇몸은 자르지 마

잇몸은 이를 지탱해주는 조직

잇몸은 치아를 지탱해주는 조직이므로 그 조직을 잘라내 버리면 치아의 수명은 당연히 짧아질 위험성이 있다. 치주질환이 중증일 경우 치아와 잇몸 사이의 병적인 홈(치주포켓)이 생긴다. 치주질환의 진행도 지표로서 치주포켓의 깊이를 측정한다. 또 치주포켓 안에는 치은연하플라그(※22)가 있는데, 이것이 증상을 악화시킨다. 그래서 중증인 치주질환의 경우는 잇몸을 절개하고, 치은연하플라그가 부착되지 않도록 하는 치료법이 실시되었다. 이것을 치은절제술이라 한다. 잇몸을 자르면 당연히 치주포켓은 없어진다. 치주포켓은 치주질환의 진행지표이므로 치은절제술은 효과적이라고 판단해 왔다. 그러나 치주포켓을 없애는 것이 치주치료의 목적이 돼버린 느낌이다. 치주치료는 치아를 남기는 것, 그 치아를 기능시키

※21 [탈석회화] 생물의 단단한 조직으로부터 칼슘이 용출되는 것.
※22 [치은연하플라그] 이와 잇몸 사이의 홈(치은포켓)에 고인 플라그. 치은연상플라그는 치은포켓의 바깥쪽에 생긴 플라그이다.

는 것이 목적이 되어야 한다. 그렇게 생각하면 치아를 지탱하는 잇몸을 잘라버리는 것은 잘못된 생각이다.

치주외과수술(※23)의 공과 죄

잇몸을 잘라내는 수술이나 잇몸을 벌려 치석을 제거하는 수술 등은 옛날부터 실시되어 왔다. 이 처치의 효과가 있었는지 어떤지의 평가는 그다지 실시되지 않았다. 40여 년 전, 수술을 받은 그룹과 수술을 받지 않은 그룹에서, 치아가 어느 정도 남아 있는지를 비교한 연구가 미국에서 실시되었다. 그 결과, 치아가 오래 보존된 사람은 양치질을 제대로 올바르게 한 사람으로, 수술을 받았는지 여부는 관계없었다. 즉, 치주외과수술을 받아도 치아의 수명은 연장되지 않았다.

치주질환치료는 치석이나 플라그를 제거하는 것이 주목표였다. 치주질환은 감염증이며, 플라그는 몇 종류의 세균으로 이루어지므로 플라그 제거는 그 나름대로의 논리가 성립된다. 또 치석 제거로도 염증의 일시적인 개선이 보여 효과는 있다. 그러나 이를 실천해도 좀처럼 완치되지 않는다. 그 이유로서, 치석 제거가 불충분하다거나, 플라그 제거의 잔류물이 있다거나, 염증을 일으키는 독소가 치아의 표면에 남아 있는 등, 여러 가지로 생각하여 더욱 철저하게 플라그, 치석을 제거할 필요가 있는 것으로 결론이 났다. 그래서 육안으로 보이는 상황에서 치석이나 플라그를 제거하기 위하여 잇몸을 절개하여 청소하거나 잇몸을 절개하여 벌리고 청소한 후 잇몸을 원래대로 복구하는 방법(치주판막절개수술 ※24)이 고안되었다.

한편, 치주염은 치주조직의 방어반응이며, 세균과 생체의 상호작용으

※23 [치주외과수술] 치주질환치료법의 하나로 잇몸에 메스를 가하는 방법.
※24 [치주판막절개수술] 치주외과수술의 하나로, 잇몸을 일단 벗기고 치근에 부착된 치석이나 플라그를 제거한 후, 벗긴 잇몸을 봉합하는 방법.

로 일어나는 것이므로 세균 제거와 더불어 생체측의 방어반응을 강화시켜야 한다는 생각도 나왔다. 생체의 방어반응을 강화시키는 제1의 방법은 잇솔질이다. 적당한 자극을 잇몸에 부여하면 잇몸의 세포가 활성화되어 증식되기 시작한다. 그리고 상처가 나아 염증이 가라앉는다. 실제 잇솔질을 하면 치아의 동요가 멎고, 치석을 제거하면 더욱 좋아진다. 그러나 치주외과수술을 하면 동요가 늘고, 원래대로 돌아오는 데 2년이나 걸렸다는 보고도 있다. 치석 제거를 하면 치아를 지탱하고 있는 뼈가 증가하나, 잇몸을 자르면 뼈가 없어지게 되고, 잇몸을 벌려 치석을 제거하면 더욱 뼈가 사라져 가는 것도 알았다. 치주외과수술의 결점으로는, 그 밖에 잇몸이 내려앉는 것, 찬 것이 닿으면 시려지는 것, 외관이 나빠지는 것 등을 들 수 있다. 치주외과수술을 권유받으면 어쩐지 무섭고, 별로 자각증상도 없는데 왜 잇몸을 잘라야 하는지 납득이 가지 않는다. 그러나 치과의사의 설명에는 수긍할 수밖에 없게 된다. 그리고 수술 중에 눈물을 머금고 있는 사람이 많다.

일본치주병학회의 전문의가 되려면 치주외과수술을 해야만 한다. 학회 전체가 치주외과수술을 옹호하고 있다. 병을 없애는 학회이므로 그 이론도 성립된다. 「와타나베식 잇솔질요법」의 효용에 대하여 아직 자신이 없었을 때, 유년형 치주염(※25)이라는 곤란한 환자를 담당하였다. 당시는 나 자신도 플라그를 제거하는 것에 전념하고 있었으므로 아무리 처치를 해도 개선되지 않았다. 나와 함께 일하는 치과위생사가 "선생님, 아무래도 낫지 않을 거면 치주외과수술을 하는 것이 어떻겠습니까"라고 의견을 제시해주어 다른 선생을 소개하였다. 1년 후, 그 환자가 다시 진찰을 받으러 왔다. 잇몸이 잘리고 이가 흔들거려 철사로 얽어매어져 있었다(그림

※25 [유년형 치주염] 치주염은 나이가 들면서 증가하나, 아주 드물게 초등학생 정도에 중도의 치주염을 보이는 경우가 있다. 이들의 총칭이다.

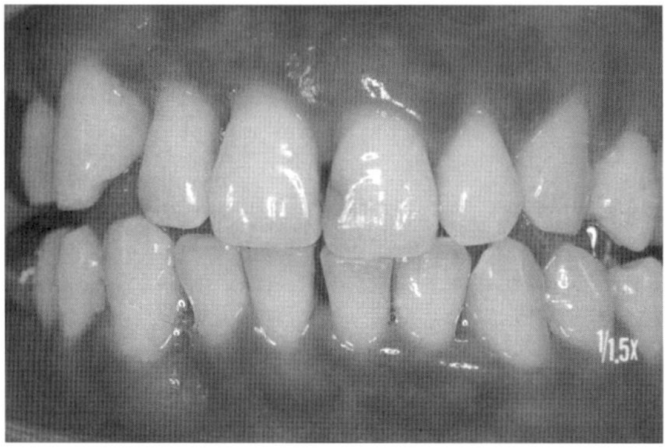

그림 1-4. 치주외과수술 전.

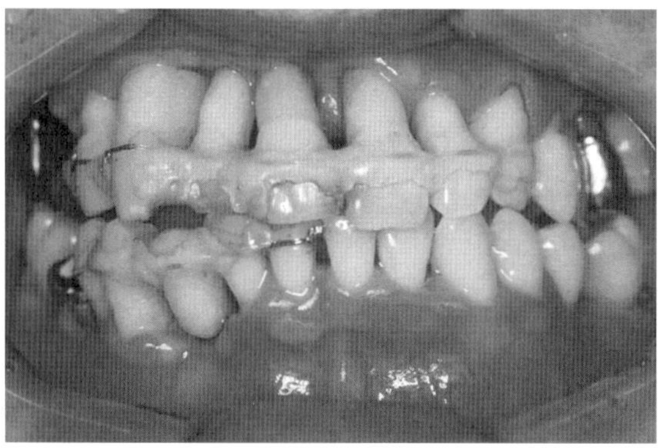

그림 1-5. 치주외과수술 후. 질환 부분을 철저하게 제거하는 데 집중하여 치아를 지탱하는 잇몸이 거의 없어져버렸다. 언젠가 치아는 빠져버린다. 치과의사는 건강을 유지 및 증진시키기 위해 치과의사로서 무엇을 할 수 있을까라는 식으로 발상을 전환할 필요가 있다.

1-4, 1-5). 몇 개의 치아는 발치되었다. 치주치료로 치아를 뽑을 정도였다면 내가 좀 더 분발할 걸 하고 생각하였다.

치주외과의 공과 죄에 대해서는 이와 같이 의견이 엇갈려 있다. 그러나 치과 분야에서 처치의 성과를 평가한 예는 적으며, 치주외과의 평가도 별로 알려져 있지 않다. 의료판단분석이 이루어지지 않고 있다. 그래서 50년 가까이 이와 같은 처치가 반복되어 온 것이다.

치주조직재생술

상처를 입으면, 우선 상피가 재생되어 감염을 예방한다. 그리고 뒤이어 결합조직(※26)이란 조직이 회복된다. 치주외과수술을 했을 때도 먼저 상피 회복이 일어난다. 치은상피는 치근을 따라 증식하며, 치아를 밀어내는 작용이 일어나버린다. 그리고 자연적으로 치아가 빠지게 된다. 손실된 치아 주변의 조직을 회복시키기 위하여 상피의 침입을 일시적으로 저지해두면, 치아를 지탱하는 조직이 늘어나는 시간적 여유가 생긴다. 여기에 인공막을 사용하여 상피의 침입을 저지하고, 결합조직의 회복을 기다려 뼈를 재생시킨 후 상피를 증식시키도록 하는 방법이 치주조직재생술이다.

최근 각광을 받고 있는 치료법이나, 치석이나 플라그를 제거하고 자연치유를 기다리는 것은 변함없다.

※26 [결합조직] 상피 아래에 있는 조직. 근육조직과 신경조직을 제외한 것.

제 2 장

치주질환과 「와타나베식 잇솔질요법」

1. 치주질환

치주질환이란

50세 이상의 일본인 중에서 80%가 치주질환에 걸려 있으므로 치주질환은 국민병이라 해도 과언이 아니다. 치주질환은 치은염과 치주염 양쪽을 포함한 것이다. 염증의 증상이 잇몸에 국한된 것이 치은염으로서, 치아와 치아 사이의 잇몸이 빨갛게 부은 것이 많다(그림 2-1). 젊은 사람이 이를 닦을 때 피가 나오면 치은염에 걸린 것이라 생각하면 틀림없다. 치은염이 악화되어 치주염으로 된다. 치아와 잇몸의 틈새(치은포켓) 깊이가 3mm를 초과하거나, X레이 사진에 치조골의 흡수가 보이면 치주염으로 진단하여 치은염과 구별한다. 치은포켓의 깊이가 4mm를 초과하면 치주포켓이라 한다. 치주염으로 되면 치아와 잇몸 사이에서 고름이 나오거나, 치아가 흔들리기 시작한다(그림 2-2). 피곤하거나, 감기에 걸렸을 때 잇몸이 붓고 열이 있는 것 같은 느낌이 들고, 음식을 씹을 때 통증을 수반하는 경우가 있다. 마지막으로 치아가 빠지면 끝이다. 그러나 치아가 빠졌다고 치주질환이 나은 것은 아니다.

치주질환은 세균에 의한 감염증으로, 원인균으로 5종류 정도의 세균을 들 수 있다. 치아에 부착된 세균이 잇몸의 세포 표면에도 붙는다. 치은포켓에 세균이 침입하여도 잇몸의 신진대사가 활발할 때는 감염되지 않는다. 치은포켓 내의 상피세포가 세균을 표면에 붙인 채 벗겨지고 그 아래에서 깨끗한 새 세포가 나오기 때문이다. 그런데 신진대사가 떨어지고, 세균의 증식이 빨라지면 상피세포 안이나 세포와 세포 사이로 세균이 침입한다. 이때 잇몸의 면역이 기능하여 염증이 일어난다. 치은포켓 상피세포의 결합이 느슨해지면 침출액이 증가하고, 이를 영양소로 하는 치주병균이 늘어난다. 치주병원균의 독소는 강해서 조직을 파괴해 버림으로써 염증은 더욱 심층부로 진행한다.

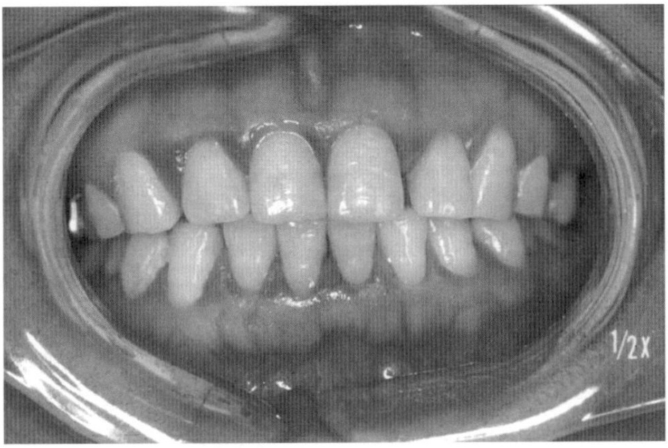

그림 2-1. 치은염. 치아와 치아 사이가 붉게 부어 있다.

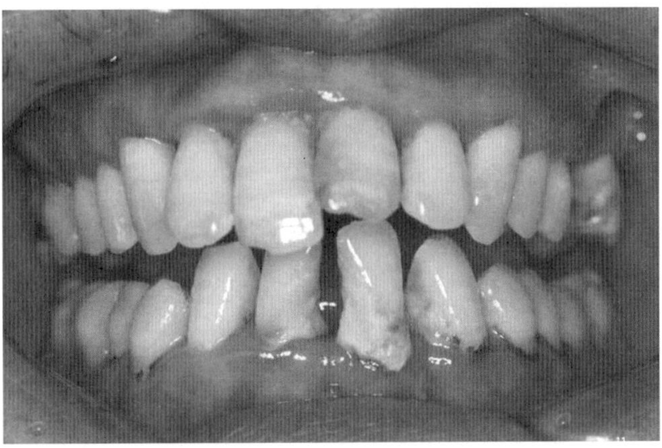

그림 2-2. 치주염. 치아가 늘어나고, 치아와 치아 사이에 틈이 보인다. 아래쪽 앞니의 뿌리 쪽에는 유백색의 치은연상치석이, 그 오른쪽 아래 치아의 뿌리 쪽에는 갈색의 치은연하치석이 보인다.

치주염의 증상

치은염에서는 치아와 치아 사이(치간부)의 잇몸이 붉어져 몇 개의 치아에 걸쳐 붓기도 한다. 잇솔질을 하면 잇몸에서 피가 나오지만, 통증 등의 자각증상은 없다. 고교생 무렵부터 자주 보이게 되며, 중학생도 가벼운 치은염에 걸리는 경우가 있다.

치주질환에서 잇몸의 통증은 급성증상이며, 그 후 붓는 경우가 많다. 치주염의 급성증상은 드물며, 대부분은 만성적으로 경과하여 자각증상이 없다. 치아의 동요(흔들림), 구취(입냄새) 등이 보이면 상당히 중증이다. 치아의 동요가 있으면 단단한 것을 씹을 때 아파서 먹을 수 없게 되고, 최종적으로는 치아가 자연히 빠져버린다.

이를 닦을 때 출혈이 되면 잇몸의 상피가 파괴된 상태(궤양 상태)이며, 치주포켓 중의 세균과 그 독소가 체내로 침입하기 쉽다. 치주병원균은 대량의 균체 내 독소(※27)를 갖고 있다. 이 균체 내 독소를 잇몸의 세포가 인식하여 백혈구가 모인다. 백혈구는 활성산소(과산화물)를 배출하여 살균하고, 그 사체를 먹는다(탐식). 또 그 부분에 면역항체가 모여 세균이 심층부로 침입하는 것을 막는다. 이 단계에서 치주포켓으로부터 백혈구가 많이 나온다. 일반적으로는 이 상태에서 세균 측과 숙주 측이 균형을 유지하나, 피곤하거나 감기에 걸리거나 하여 신체의 저항력이 떨어지면 면역 균형이 세균 측으로 기울어 치주염이 진행된다. 지끈거리는 통증이 생기고, 잇몸이 붓거나, 고름이 나온다. 이와 같은 세균 감염에 치아의 기능이 겹치면 치주질환은 급격하게 악화된다.

잇몸출혈

타박상을 입으면 내출혈이 생기는 경우가 있다. 출혈은 혈액이 혈관 밖으로 나오는 것을 말한다. 그러나 그것만으로는 내출혈이며, 피부가 파괴되지 않은 상태의 출혈이다. 잇몸출혈은 외출혈로 치은포켓의 상피가 파괴된다(궤양). 즉, 잇몸출혈이 있는 부위는 궤양이 생긴 것이다. 치주질환이 심한 사람은 손바닥만한 정도의 궤양이 있다고도 한다. 그렇게 큰 궤양이 체내에 생긴 것 자체가 이상현상이다. 치주포켓 중에는 플라그(세균

※27 [균체 내 독소] 세균(그램[Gram] 음성균)의 세포벽에 있는 당지질로, 염증의 원인이 된다. LPS(Lipopolysaccharide)라고도 한다.

무리)가 쌓여 있고, 이것이 상피의 상처에 접해 있으므로 화농이 되기 쉬운 상태인 것은 확실하다. 또 치주병원균이 심장혈관에서 발견됐다는 증례에서는, 치주포켓의 궤양 부위에서 세균이 혈중으로 들어간 것으로 생각된다.

잇솔질할 때의 출혈이 보이는 잇몸은 염증 때문에 모세혈관이 확장되어 적혈구가 쉽게 혈관 밖으로 나가버리는 상태이다. 여기에 물리적 자극이 가해지므로 잇몸출혈이 일어난다. 한 번에 많은 피가 나오는 경우가 있으나, 출혈하면 모세혈관이 바로 수축되어 혈액은 혈관 밖으로 나오지 않게 된다. 그러나 어느 일정 시간이 지나면 염증반응의 하나로 모세혈관이 다시 넓어져 자극을 받으면 다시 출혈한다. 한편, 물리적 자극이 가해짐으로써 혈관내피세포도 상피세포도 증식하며, 염증이 가라앉아서 잇솔질을 해도 점점 출혈이 줄어 없어진다. 피가 나와도 좋으니 잇솔질을 권한다. 그러나 피가 나오도록 잇솔질을 하라는 것은 아니고, 피를 내라고 하는 것도 아니다. 뇌혈관 질환 등으로 항응고제(※28)를 복용하는 사람이라도 잇솔질할 때의 잇몸출혈은 염려하지 않아도 된다. 모세혈관의 수축능은 정상이므로 이 출혈은 간단히 멎는다.

치석

치주질환의 치료에는 치석을 제거한다. 치석을 제거하면 치주질환의 증상은 일시적으로 개선되나 다시 재발한다. 그리하여 치석 제거는 근본적인 치료법은 아니다.

치석은 2종류로, 잇몸 위에 생기는 치은연상치석과 치주포켓에 생기는 치은연하치석이 있다. 치은연상치석은 흰색이며 약간 누르스름한 것도 있다. 플라그(세균 무리)가 뭉친 것으로 표면이 까칠까칠하며, 잇솔질로

※28 [항응고제] 혈액의 응고를 억제하는 것. 혈전증, 심근경색, 뇌졸중 등에 사용되는 약품으로, 와파린이나 헤파린이 있다.

제거되는 것도 있다. 잇솔 끝이 닿지 않는 곳은 잇몸의 마사지가 불충분하고 플라그도 제거되지 않아 치은염이 생긴다. 따라서, 치은연상치석이 부착되지 않도록 잇솔질을 할 필요가 있다. 또 정성 들여 잇솔질을 하면 치은연상치석은 부착되지 않는다. 치석 제거를 위한 가글링약 등이 판매되고 있으나, 잇솔질을 제대로만 잘 하면 치석은 생기지 않으며, 가글링약과 거의 동일성분이 일반 치약 중에 함유되어 있다. 따라서 가글링약을 사용하는 가치는 그리 크지 않다.

치은연하치석은 치주포켓 내의 플라그가 석회질화(칼슘이 부착되는 것)하여 생긴다. 예전에는 치은연하치석을 제거하면 치주 상태가 일시적으로 개선되는 점에서 치석이 치주질환의 원인인 것으로 생각되었다. 치은연하치석은 검은색을 띠고 있다. 이 검은색은 헤모글로빈의 철분이 산화되어 검게 변한 것으로 생각된다. 따라서 치은연하치석이 생길 때 그 부위에서 출혈이 일어났음을 알 수 있다. 출혈이 있는 즉, 염증이 일어난 곳에 치은연하치석이 만들어진 것이므로 치은연하치석은 치주질환의 원인이 아니고 치주질환에 걸린 결과로 생긴 것이라 생각할 수 있다.

치은연하치석이 치주질환의 원인이라는 생각은 100년 이상 전부터 있었던 것으로, 현재의 치과보험진료도 이 발상을 따르고 있다. 따라서 치석을 제거하는 것이나 잇몸을 메스로 절개하고 치주포켓 내의 치석을 제거하면 보험점수는 올라가는 시스템이다. 치과의사는 보험제도에 따라 치료하는 것이 의무화되어 있으므로 다른 치료법으로는 수입이 늘지 않는다.

화농

농은 백혈구나 세균, 조직액으로 이루어진다. 잇몸출혈이 있는 곳은 상피가 파괴되어 있으므로 치주포켓에 있는 세균은 영양소를 찾아 간단히 조직 내로 들어간다. 백혈구는 세균 주위를 몇 겹으로 둘러싸고 세균이 체내로 침입하는 것을 저지한다. 백혈구는 과산화물을 방출하여 세균을

칼럼 영양과 질병

일본이 세계 제1의 장수국이 된 것은 위생 상태가 개선되고, 영양이 좋아져서 신체의 저항력이 증가되었기 때문이다. 세균은 어느 곳에나 있으므로 인간은 언제나 감염 위험에 직면하고 있다. 그러나 세균에 대하여 저항력이 약한 사람에서는 발병이 되지만 저항력이 강한 사람에서는 발병되지 않는다. 한때 세계를 흔들어 놓았던 SARS(사스; ※29)도 일본인은 감염되지 않았다. SARS는 환자로부터 1.5m 이내에 있으면 감염될 확률이 급격히 높아진다. 최근 비행기 여행이 많아져서 해외에 사는 사람과 접촉도 늘어났기 때문에 감염자와 가까운 거리에서 장시간 있을 기회가 급격히 증가되고 있다. 그렇지만 일본인에서는 발병이 되지 않았다. 그것은 일본인들의 영양이 좋아져서 신진대사가 왕성하기 때문에 바이러스가 상피세포에 부착하여도 바이러스와 함께 상피세포가 연이어 벗겨지므로 감염이 성립되지 않았던 것으로 생각된다.

죽이거나 먹거나 한다. 세균과 싸운 백혈구는 흡수되지만 지나치게 대량으로 방출되면 농이 되어 한 곳에 고인다. 통증이 시작될 무렵, 치주포켓에서 농이 나온다. 농이 나오는 길이 막혀 있으면 피부 아래에 농이 고여 부어오른다. 이 부종을 방치해 두면 농은 상피를 뚫고 몸 밖으로 나온다.

옛날에는 상처를 입으면 자주 화농이 되곤 했으나 요즘에는 좀처럼 그리 되지 않는다. 소독약의 진보도 있지만 국민의 영양 상태가 좋아져 감염에 대한 저항력이 생긴 덕분이 크다.

치주질환 치료의 역사

1900년경, 치석을 제거하면 치주염이 개선됨을 이미 알았다. 메이지 시대 치과의사의 광고에 치석 제거 항목이 나와 있다. 치주염 치료법의

※29 [SARS(Severe acute respiratory syndrome 중증 급성 호흡기증후군)] 신형 바이러스 감염증으로서 38도 넘는 고열이 나고, 기침과 호흡 곤란이 오며, 폐렴과 같은 증상을 보인다. 2002년 중국 광둥성에서 처음으로 발견되었다.

치석 제거는 100년 이상 계속돼 온 것이 된다. 같은 치료법이 100년 이상이나 계속됨에도 불구하고, 그 병이 원인으로 치아가 발거된다. 이는 생각하기에 따라 지금까지의 치료법이 공을 발휘하지 못했다고도 할 수 있다. 3개월에 한 번이나 6개월에 한 번은 치과에 가서 치석을 제거하라는 치료법이 서서히 바뀌어도 좋을 때이다.

1940년경, 치주염이라 불리던 이 병은 입안이 청결하지 못한 사람에게 일어나는 것으로 생각되었다. 이를 잘 닦는 사람에게서 치주염은 적었고, 치주염이 개선되는 것도 알았다. 당시 염증을 치료하는 데는 산소가 필요하다고 믿었으므로, 조직 중의 산소를 증가시키기 위해서는 혈액을 모으면 된다고 했다. 그래서 잇몸을 마사지하여 혈액을 모으고, 산소를 공급하기 위한 잇솔질법으로 바스법(※30)이나 스틸만법(※31)이 고안되었다. 이것이 1960년 이후, 치주질환 치료법의 원인 제거 요법으로 플라그를 제거하기 위한 잇솔질 방법으로 채용되었다.

1950년대에 잇솔질을 잘하고 치은염이 없는 학생을 모아 잇솔질을 중지하는 실험이 실시되었다(그림 2-3). 이 실험에서는 잇솔질을 중지하면 우선 플라그가 쌓이고 2~3일 지나면 치은염이 일어났다. 2주일 정도에서 잇몸의 염증이 현저해졌다. 15일째에 잇솔질을 재개하여 플라그가 깨끗이 제거되면 1~2일이 지나 잇몸의 염증이 가라앉았다. 플라그가 쌓여 치은염이 일어나고, 플라그가 제거되면 치은염이 낫는 점에서 플라그가 치은염의 원인일 것이라는 결론이 도출되었다. 그래서 플라그를 철저하게 제거하고자 하는 이론이 생기고, 이것이 현재의 치주치료의 근거가 되었다.

그러나 이 이론을 철저히 실시해도 좀처럼 성과가 오르지 않는다. 플라그나 치석을 완전히 제거하는 것은 어려우며, 설령 그것이 성공했다 하더

※30 [바스법] C.C. Bass(미국)가 고안한 양치법의 하나. 잇솔의 솔 끝을 치아와 잇몸의 경계에 대고 솔 끝을 진동하여 잇몸을 마사지한다. 치주질환의 치료, 예방에 효과가 있는 것으로 알려졌다.

※31 [스틸만법] P.R. Stillman(미국)이 고안한 양치법의 하나. 잇솔의 솔 끝을 잇몸에 대고 회전시키면서 솔 끝을 치아의 선단으로 이동한다. 잇몸의 마사지를 목적으로 한다.

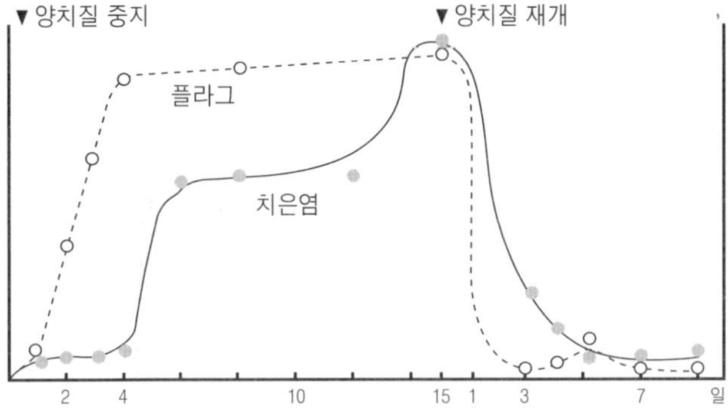

Theilade, et al., 1966

그림 2-3. 플라그 · 치은염에 대한 잇솔질 효과. 잇솔질을 중지하면 첫날부터 플라그가 끼기 시작하여 4일째에 거의 최고가 된다. 치은염은 잇솔질 중지 후 5일 정도부터 생긴다. 15일 후에 잇솔질을 재개하자, 플라그가 바로 제거되고 치은염도 3일 후 무렵부터 나았다.

라도 그 후는 자연치유를 기다린다. 종래의 치주치료에는 잇몸세포를 활성화해 치유를 촉진한다는 발상이 없었다.

종래의 치주치료는 우선 치아를 붉게 물들이고 잇솔질이 잘 안 된 곳을 나타내 잇솔질 지도를 실시한다. 이어서 치주포켓의 깊이와 잇몸출혈을 검사하여 치석을 제거한다. 치석 제거를 한 차례 실시한 후, 다시 치주포켓의 깊이와 잇몸출혈 장소를 조사한다. 이것이 끝나면 다시 꼼꼼한 치석 제거와 치근 활택화(치근 표면을 연마하여 매끄럽게 하는 것)를 한다. 이것이 끝나면 또 세 번째의 치주 검사를 하여, 치주포켓이 개선되지 않은 부위는 잇몸을 절개하여 열고 다시 한 번 치석 제거와 치근면의 활택술을 실시한다(치주외과수술). 이들이 치주치료의 기본이다. 치주질환의 원인이 플라그와 치석인 것으로 생각하므로, 이를 제거하는 것을 주목적으로 하여 여러 가지로 손을 쓰고 보철물을 바꾸어 가며 몇 번이고 같은 처치를 반복한다. 이를 원인제거요법이라 한다.

흔들리는 치아가 있으면 인접한 치아와 연결하여 그 치아를 고정시킨다. 또 치아가 늘어나 반대쪽 치아(대합치)와 강하게 부딪칠 때는 닿는 부분을 깎는다. 잇몸이 부어 농이 고여 있을 때는 잇몸을 째고 농을 빼낸다.

드물게, 치주포켓부터 치아 신경까지 감염이 미치면 충치가 아님에도 뜨거운 것에 이가 시리고 욱신욱신 아플 때가 있다. 이때는 치아의 신경을 뽑는다. 이와 같은 치료는 어떤 증상이 생기면 그에 대한 처치를 하는 것으로 대증상요법이라 한다.

원인제거요법, 대증상요법 모두 최종적으로는 그 질환을 없애버리고자 하는 것이다. 그러나 질병이 없어진다고 건강해지는 것도 아니다. 치주질환은 좋아졌지만 이가 흔들거려 뽑히게 되지 말란 법도 없다. 병을 없애는 것은 중요하지만 건강한 생활을 확보하는 것을 발상의 원점으로 삼아 병에 대처하는 방법을 생각할 필요도 있다. 처치 후의 건강 상태를 생각하는 치료법(health-oriented concept)에 근거하는 선택은, 앞으로의 치과의료에 있어서 매우 중요한 것이 될 것이다.

그 이전부터 잇솔질이 잇몸의 염증을 억제하는 데 효과적임은 알고 있었으나, 플라그를 제거하는 데에 집중했으므로 플라그가 가장 잘 제거되는 잇솔질 방법이 검토되었다. 한때, 딱딱한 잇솔을 사용하여 회전법을 사용하는 것이 권장되었다. 이것은 잇솔의 솔 끝이 딱딱할수록 플라그가 잘 제거됐다는 실험결과에 의한 것이다. 그러나 이 방법으로는 잇몸이 퇴행 위축됨을 알게 되었다. 그 반성의 결과, 지금은 바스법이나 스크러빙법(※32)으로 플라그를 제거하는 것이 주류를 이루고 있다.

치주염과 같은 염증은 외부 자극(세균의 독소)에 몸이 반응하여 일어난다. 염증이 일어나기 전에 신체는 세균의 독소를 배제하는 기능을 한다. 덕분에 질병에 걸리지 않을 수 있다. 치주질환은 어느 날 급히 진행되며, 얼마간 안정되다가 또 어느 때 급히 진행하고, 또 다시 안정되는 패턴을 반복한다. 증상이 급히 진행되는 때는 감기에 걸리거나, 피곤에 지쳤을 때가 많다. 몸의 저항력이 떨어지면 잇몸이 붓고 가끔 통증이 생긴다. 또

※32 [스크러빙법] 잇솔의 솔 끝을 치면에 직각으로 대고 조금씩 진동시킨다. 플라그 제거를 목적으로 한다.

치아를 지탱해 주는 조직이 느슨해져 치아가 흔들리기 시작하고 증상은 급격히 악화된다. 이를 저지하기 위해서는 세균의 침투공격에 지지 않을 강한 잇몸을 만들어 둘 필요가 있다. 저항력이 강하면 어느 정도의 세균 독소가 침입해도 쉽게 병에 걸리지 않는다. 세균에 대한 방어기구의 제1은 상피의 존재다. 상피가 탄탄하면 화농이 되는 일은 없다. 화농이 생기는 곳은 반드시 상피가 상해 있다(궤양). 상피의 방어가 충분하지 않으면 상피 내측에서 백혈구나 면역 글로블린(※33)이 기능을 하기 시작하여 통증이 생기거나, 붓거나, 빨갛게 되어 열이 나게 된다.

잇몸의 저항력을 키우는 데는 잇솔질이 좋다. 잇솔질의 물리적 자극에 따라 잇몸 세포가 활성화해 증식되기 시작한다. 그 결과 상피세포의 신진대사가 진행되어 세균감염에 강해지며, 섬유아세포가 늘어남으로써 염증도 가라앉고 조직이 회복된다. 그러나 잇솔질로 출혈이 생기는 사람의 경우 플라그라는 세균 덩어리와 접해 있는 치은포켓 내 상피가 궤양을 일으키므로 간단히 세균이 혈액 중으로 침입한다. 잇솔질에 의하여 잇몸출혈이 보였을 때는 균혈증을 생각할 필요가 있다.

입 안 세균의 독소력

도쿄의과치과대학의 난치질환 연구소 병리과에 있던 아키요시 마사토요 선생은 입 안에 있는 세균의 독력은 그리 강하지 않으며, 정상적인 저항력이 작용하면 질병에 걸리는 일은 없다고 하였다. 아키요시 선생은 쥐의 혀를 견사로 묶어 혈행을 저지했다. 그러자 첫째 날 이미 혀의 앞쪽 끝부분 전체에 세균이 침입하였다. 3일째에는 혀 앞쪽 끝 부분의 세균 수가 늘어났으나, 세균은 결찰(※34) 부분에서 안쪽으로는 침입할 수 없었다.

※33 [면역 글로블린] 항체를 말함. 세균, 바이러스 등과 결합하여 복합체를 만든다. 이 복합체는 백혈구나 매크로퍼지가 취해 체외로 배출한다. 척추동물의 중요한 감염방어기구이다.

※34 [결찰(ligature)] 실로 강하게 묶어 혈액이 그곳으로부터 흘러가지 않도록 하는 것.

결찰한 부분에는 백혈구가 잔뜩 모여 있어 세균의 침입을 막고 있는 것이다. 5일째가 되자 결찰 부위로부터 앞쪽 끝 부분의 혀는 탈락되고, 상처는 깨끗이 나았다고 한다.

결찰에 의해 혀의 앞쪽 끝 부분에는 혈액이 충분히 흐르지 못하고, 감염방어기구가 충분히 기능하지 못한다. 그 부분까지는 구강 내 상주균이 침입하지만, 혈액이 충분히 공급된 혀 부분에는 세균이 침입하지 못한다. 더욱이 백혈구가 모인 것만으로도 침입할 수 없는 것은, 구강 내 상주균의 공격력은 생체의 방어능력에 비하면 그리 강하지 않다고 결론지었다.

치주질환의 첫 발병은, 조직을 파괴하는 능력이 그리 강하지 않은 세균에 의하여 일어나므로 잇몸 쪽의 저항성이 정상적으로 기능하면 치주질환은 걸리지 않는다고 할 수 있다. 감기에 걸리거나, 어떤 원인에 의해 몸의 저항력이 떨어졌을 때 세균의 공격을 받게 된다. 이럴 때도 치은상피가 튼튼하면 견뎌낼 수 있는 것이다. 적당한 잇솔질로 잇몸을 단련하여 유사시에 대비해 둘 필요가 있다.

치주질환의 위험인자

치아 주변에는 언제나 세균이 있어 그 세균이 치은상피세포에 부착한다. 상피는 계속 박리되어 가므로 박리세균에 부착한 세균은 타액과 함께 삼켜진다. 잇몸의 건강은 이 상피가 떨어져 감으로써 유지된다. 건강 상태가 나빠졌을 때라든지, 피곤할 때, 영양부족일 때 등으로 신진대사가 떨어져 세균이 부착된 세포가 박리되지 않게 되면 세균은 상피세포 안이나 세포 틈새로 침입한다. 세균의 침입을 감지하면 잇몸세포는 백혈구를 모으기 위해 사이토카인(※35)이란 화학물질을 배출한다. 모여진 백혈구의 수가 많아지면 염증이 일어난다. 치은상피가 얇아 상하기 쉬워지면 혈

※35 [사이토카인] 세포에서 분비되는 단백질로, 특정 세포에 작용하는 것. 처음 발견된 것이 인터페론.

액성분이 치아와 잇몸 사이로 유출(※36)되어 치주병원균이 생기기 시작한다. 생체의 방어기능이 저하되면 염증은 심해지고, 잇몸에서 치주조직으로까지 퍼져 치주질환이라 불리는 상태로 된다.

치주질환의 발병에 세균은 필수지만, 상피세포의 신진대사가 정상적이라면 감염은 일어나지 않는다. 따라서 신진대사를 저하시키는 것은 치주질환의 위험인자(risk factor: 치주질환을 악화시키는 인자)이다. 그 예로 당뇨병, 흡연, 고지혈증, HIV감염증이나 골다공증, 심리적 스트레스 등이 있다.

흡연과 관계에서는 니코틴이나 일산화탄소, 시안화수소 등의 물질에 영향을 받은 것으로 생각된다. 이들에 의한 혈관구조의 변화, 체액성 면역계(※37)나 사이토카인과 분자접착(※38) 등으로의 영향을 생각할 수 있다. 흡연을 계속한 사람은 치주질환의 진행도 약 2배 빠르며, 치아를 잃을 위험성도 2~4배 높다. 또 금연을 함으로써 치주질환이 비흡연자와 같을 정도로 억제됨도 알았다. 담배를 끊는 것은 매우 어려우나 몇 번이라도 되풀이 시도하길 바란다.

치주질환과 전신질환

옛날부터 당뇨병을 갖고 있는 사람은 치주질환에 걸리기 쉽고, 한번 걸리면 낫기 어렵다고 했다. 최근에는 치주질환이 있는 사람은 당뇨병이 악화되기 쉽고, 또 당뇨병이 낫기 어렵다고 한다. 치주질환이 위험인자가 되는 질환으로서, 당뇨병 외에도 심내막염(※39)을 비롯한 심질환, 폐렴, 저체중아 출산과 조산 등을 들 수 있다.

※36 [유출(遊出)] 세포 내의 과립 등이 세포 밖으로 나오거나, 호중구(※42)가 혈관 밖으로 나오는 것.
※37 [체액성 면역계] 세균의 항원 등을 인식한 후 항체를 생산하는 경로.
※38 [분자접착] 세포 표면에 있는 분자나 접착분자를 통해 서로가 접착하는 것.
※39 [심내막염] 심장의 내막에 생기는 염증으로, 심장의 잡음이나 발열, 빈혈, 울혈성 심부전 증상을 나타낸다.

당뇨병에 걸리면 감염에 대한 저항력이 떨어지므로 치주질환에도 걸리기 쉽고 낫기도 어려워진다. 당뇨병과 치주질환 양쪽에 걸린 사람의 경우, 우선 당뇨병을 치료하는 것이 좋다. 당뇨병이 조절되면 치주질환 치료의 효과가 높아진다. 50세 남성 의사로, 수년간 치주치료로 통원하는 환자가 있었는데 잇몸이 붓고 배농이 자주 일어나 나 자신도 스스로의 이론과 기술에 한계를 느꼈다. 그런데 이 환자가 개업할 때 건강진단을 받고 당뇨병에 걸렸음을 알았다. 그리고 인슐린 치료를 개시하자 급격히 치주질환의 증상이 개선되었다.

당뇨병의 교육입원 중인 환자에게 2주 동안 4회 통원시켜 「와타나베식 잇솔질요법」으로 전문가 잇솔질(※40)을 실시하자 잇몸출혈 부위가 80%에서 10%로 감소하고, 4mm 이상이던 치주포켓이 40%였으나 0%로, 흔들거리는 이가 5개에서 2개로 줄었다. 이 예들은 치주 치료에서 플라그나 치석 제거도 중요하지만 잇솔질에 의한 마사지가 얼마나 효과적인지를 보여준다.

당뇨병과 치주질환 양쪽에 걸린 사람 중 몇 명은 치주질환치료를 하면 당뇨병이 개선되어 당뇨병의 특징적인 헤모글로빈A1c(※41)가 개선되었다는 보고도 나왔다. 이는 치주질환이 당뇨병 위험요인 중의 하나인 것을 나타낸다. 치주병원균에 의해 잇몸세포가 여러 가지 사이토카인을 분비한 결과 간장이나 췌장 등에 악영향을 끼쳤던 것이 치주질환이 치료된 후 사이토카인의 양이 감소하여 당뇨병의 증상이 개선된 것이라 생각된다. 사이토카인만으로는 치주질환과 당뇨병의 관계를 설명할 수 없으나, 활성산소와 관련시켜 보면 알기 쉽다(그림 2-4). 즉, 사이토카인이 생긴 곳에 호

※40 [전문가 잇솔질] 잇솔질은 자기 스스로 하는 것이나, 어려운 잇솔질 방법을 이해시키기 위해서나, 잇솔질 효과를 내기 위하여 치과의사나 치과위생사가 환자의 입 안에서 실제로 잇솔질을 하는 것. 최근 일본을 중심으로 보급되고 있다.

※41 [헤모글로빈A1c] 헤모글로빈의 일종으로 총 헤모글로빈의 4%를 차지한다. 혈중 글루코스양(혈당치)에 의존하며, 당뇨병 치료에서 혈당제어의 지표가 된다.

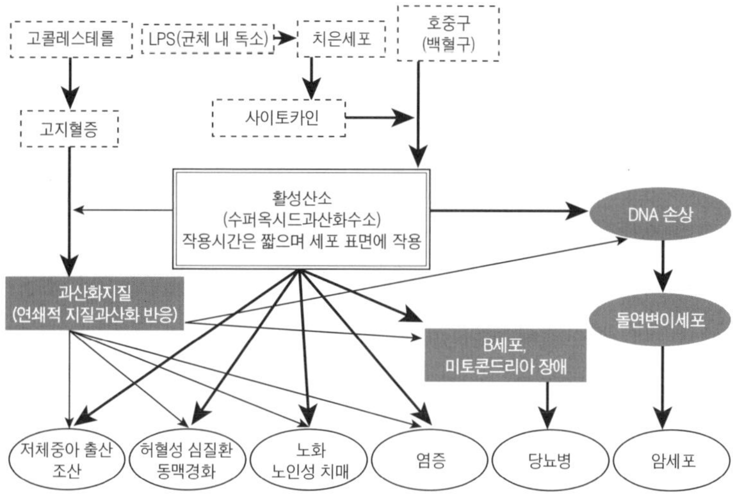

그림 2-4. LPS와 활성산소, 콜레스테롤의 영향. 잇몸세포는 치주병원균의 LPS(치에 내 독소)의 작용을 받으면 사이토카인을 분비하여 호중구(백혈구)를 불러모은다. 백혈구는 활성산소를 배출하여 살균한다. 남은 활성산소는 혈액을 타고 전신으로 운반되어, 여러 가지 장기에 장애를 일으킨다. 고지혈증 환자는 과산화지질이 생겨 만성적으로 과산화물의 작용을 받는다.

중구(※42)가 집결하여 활성산소를 생산한다. 이 활성산소가 혈액을 통해 여러 가지 장기로 보내져 장애를 일으키는 것으로 생각하는 것이다.

심내막염 환자의 혈관에서 치주병원균이 검출되었다는 점에서 이들 세균이 심내막염을 일으키는 것이 아닐까 하고 생각된다. 그러나 이와 같은 증례는 그리 많이는 보고되지 않았다. 이것의 관련성도 치주병원균 자체에 의한 심내막염이라 생각하기보다 활성산소를 관련하여 생각하면 납득이 간다.

동물실험에서는 여러 가지 현상이 나타난다. 쥐의 잇몸포켓에 균체 내 독소(LPS)와 단백질 분해효소를 넣으면 실험적 치주염을 일으킬 수 있다. 오카야마대학의 젊은 연구원이 이 쥐의 간장에 붉은 반점이 생긴 것

※42 [호중구] 백혈구의 일종으로 다핵백혈구라고도 한다. 강한 살균, 탐식능이 있어 세균 등을 제거하는 작용이 있다. 감염 등에 유리하게 작용하나 가끔 조직장애를 일으키는 경우도 있다.

을 발견하였다. 지방간을 일으킨 것이다. 알코올을 대량으로 마시는 사람에게 보이는 알코올성 지방간염은 잘 알려져 있으나, 이 쥐는 알코올을 부여하지 않았는 데도 지방간염이 되는 비알코올성 지방간염(NASH)에 걸렸다. 이는 균체 내 독소에 반응한 잇몸세포가 사이토카인을 분비하여 호중구를 모으고, 그 호중구가 배출하는 활성산소가 간장으로 흘러가 지방간이 된 것으로 생각할 수 있다. 역으로, 쥐의 먹이에 알코올을 섞어 먹이면 지방간염이 일어난다. 알코올은 장까지 가며, 장내 세균은 알코올에 의해 균체 내 독소를 분비한다. 여기에 호중구가 모여 염증이 일어난다. 그리고 활성산소가 배출되어 전신으로 퍼진 결과, 알코올성 지방간염이 일어난 것으로 생각된다.

활성산소

활성산소는 산소가 화학적으로 활성화된 것으로 강한 산화력이 있다. 활성산소는 생명을 유지하는 데 없어서는 안 되는 것이다. 산소를 이용하는 생물이 에너지를 효율적으로 획득하기 위해서는 미토콘드리아로 일어나는 전자전달계(※43)가 중요한 기능을 한다. 폐에서 흡수한 산소는 전자전달계에서 몇 번에 걸쳐 활성산소로 바뀐다. 그리고 최종적으로는 물이 된다. 활성산소는 백혈구 등에 의해서도 만들어져 세균, 바이러스 등의 병원균이나 생체에 유해한 물질을 분해한다. 그러나 활성산소가 지나치게 증가하면 정상세포를 용해하거나 자극하여 여러 가지 장애를 일으킨다. 예를 들어 암세포의 발생을 조장하거나, 당뇨병, 뇌혈관질환, 노화, 염증 등이 활성산소에 의해 일어난다고 전해진다.

고지혈증(※44)의 경우 치조골이라는 치아를 지탱해 주는 뼈가 점점

※43 [전자전달계] 미토콘드리아 내에 있으며 에너지 생산을 담당. 코엔자임Q10이나 사이토크롬 a, b, c 등으로 구성된다.

※44 [고지혈증] 혈액 중에 포함되는 중성지방이나 콜레스테롤이 높은 상태. 혈관벽에 콜레스테롤이 쌓이면 동맥경화증으로 진행되어, 뇌경색이나 허혈성 심질환이 되기 쉽다.

없어짐과 더불어 세포의 대사가 떨어져 치주질환이 악화된다. 쥐에 고콜레스테롤 사료를 투여하기만 하여도 치조골이 흡수되어 치주염 현상이 관찰되었다. 중성지방은 치주질환에서 발생하는 활성산소와 반응하면 연속적인 과산화지질 반응이 일어나 과산화지방질(※45)이 생긴다. 활성산소의 수명은 짧으나 과산화지방질은 수명이 길고, 그 작용이 순하기는 하지만 여러 가지 장기에 악영향을 미치는 것으로 생각되고 있다. 치주질환 쥐에서는 간장만이 아닌 뇌, 신장, 타액선, 심장에도 활성산소의 영향이 보였다. 지금까지 원인불명으로 생각되어 왔던 몇 가지 질병도 이 활성산소와 관련하여 생각하면 흥미롭다.

2. 「와타나베식 잇솔질요법」

「와타나베식 잇솔질요법」이 탄생하기까지

30년 전 즈음, 히로시마대학 예방치과의 임상진료는 현재 전국의 많은 치과위생사가 실시하고 있는 방법과 거의 같은 진료를 하였다. 우선 치아를 붉게 물들여 오염된 곳을 거울로 보여주고, "이곳이 오염돼 있으니 양치질할 때 주의를 기울이세요" 혹은 "이곳의 오염물을 제거하세요"라는 식으로 지도하는 것이었다. 그리고 몇 번에 걸쳐 치석 제거를 하고, 처치가 일차로 완료되면 3개월 후에 검진을 받게 하는 패턴이다. 이 무렵 이미 치아와 치아 사이가 오염이 가장 많이 되어 치아와 치아 사이에 염증이 일어남이 알려져 있었으므로 치아와 치아 사이를 청소할 필요성을 느꼈다.

여느 때처럼 지도를 하고 있을 때 어느 한 환자가 거울을 보면서 잇솔을 세워 솔 끝을 치아와 치아 사이에 끼워 넣고 있는 것을 보았다. 치아와

※45 [과산화지방질] 콜레스테롤이나 중성지방이 활성산소에 의해 산화된 것.

치아 사이의 오염은 잇솔의 솔 끝을 그렇게 치아 사이에 끼워 넣어야 제거됨을 알게 되었던 것이다. 다음 환자에게 "치아와 치아 사이의 오염은 솔 끝을 치아 사이에 끼워 넣지 않으면 제거되지 않습니다"라고 지도하였다. 그 환자는 "예, 예"라고 대답은 했지만 좀처럼 그대로 되지 않는다. 그래서 답답해진 내가 잇솔을 받아 "이렇게 하는 것입니다"라고 그 사람의 입 안에서 실제로 해봤다. 그러자 "이거 기분이 괜찮은데요"라고 말했다. 그래서 다음부터 계속 환자의 입 안을 잇솔질해 주었다. 그렇게 하다 보니 "선생님 요즘 고기를 씹을 수 있게 됐어요"라거나 "이가 튼튼해졌어요"라고 말하는 환자가 나오기 시작했다.

학창 시절 치주질환은 일단 걸리면 낫지 않는 것이라 배웠기 때문에 "이가 튼튼해졌다"라는 환자의 말이 믿어지지 않아 적당히 흘려들었다. 그런데 몇 사람이나 그런 말을 하는 사람이 나오니 치주질환도 나을지 모른다고 생각하게 되었다. 우선, 치아의 동요를 조사했다. 핀셋으로 치아를 움직여 보니 확실히 튼튼해졌다. 그래서 치주병학 교수에게 잇솔질로 치아의 동요가 멎었다는 것을 이야기했다. 그 교수는, "증례보고로는 안 돼요. 둘의 예 중 한 예가 좋아지건 1000의 예 중 한 예가 좋아지건, 어느 쪽이라도 증례보고는 할 수 있으니까요"라고 했다. 그래서 몇 가지 예를 모아 데이터를 작성하고 다시 상의하였다. 그러자 이번에는 "핀셋으로 하는 동요도 측정은 주관적이에요. 주관적인 견해는 과학적이라고 할 수 없지요"라고 말하는 것이다. 그의 말이 맞기는 하다. 이번에는 동요도 측정장치를 고안하여 측정하였다. 그 결과가 표 2-1이다. 주 1회 통원하여 2주간 「와타나베식 잇솔질요법」으로 치료한 결과 74%의 동요치가 개선되었다. 또 100g의 힘으로 움직이던 치아가 2주일 동안에 150g까지 저항을 나타내게 되었다. 치과의사가 치주질환에 걸린 치아를 뽑기로 판단하는 기준 중의 하나가 치아의 흔들림(동요)이다. 이렇게 흔들리던 치아가 「와타나베식 잇솔질요법」으로 낫는다면 치아를 뽑을 필요가 없어지는 것이다.

이닦기로 이렇게 치주질환이 좋아진다면 어떻게든 전국적으로 확대해

표 2-1. 「와타나베식 잇솔질요법」에 의한 치아의 동요 개선

	평균값±표준편차(g)	개선율(%)
초진 시	101±66	
2주일 후	141±65	74
4주일 후	147±66	78
8주일 후	157±85	85

일본치주병학회 잡지, 29권 205쪽, 1987

야 한다. 우선 이 이닦기 방식의 명명이다. 처음에는 「오카야마대학식 치간부 청결법」이라 했으나 이 명칭으로는 일본의 다른 대학에서 사용해 주지 않을 것으로 생각되었다. 대학에서 사용해 주지 않으면 확대되는 속도가 늦어지기 때문에 1986년 「와타나베식 잇솔질요법」이라는 이름으로 바꾸었다.

「와타나베식 잇솔질요법」의 보급

다음으로 생각한 것은, "치과의원에 올 수 없는 사람들에게 어떻게 해야 잇솔의 솔 끝을 치아와 치아 사이에 끼워서 이를 닦게 할 것인가" 하는 문제였다. 일본인은 약에 약하다. 그래서 약을 치아와 치아 사이에 넣게 하는 것으로 이해시키고, 잇솔의 솔 끝을 삽입하여 그 효과가 확인된다면 환자가 알아줄 것이었다. 당시는 치아에 붙어 있는 세균을 퇴치하면 되는 것이라는 생각에서 클로로헥시딘이란 살균제 함유 페이스트를 잇몸에 바르고 1열 잇솔(어플리케이터)로 그 약을 치아와 치아 사이에 삽입한다는 상품을 개발하였다. 이것은 선스타에서 발매되었는데 별로 팔리지 않아 지금은 눈에 띄지 않게 되었다. 그러나 다른 1열 잇솔(페리오T.I)만은 아직 사용하고 있는 사람이 내 환자 중에도 있다. 비젠 도자기 작가 가네시

게 코스케 씨는 오래 사용한 1열 잇솔을 도자기 청소에 사용하고 있다.

츠케모노(※)를 씹을 수 없었던 환자가, 「와타나베식 잇솔질요법」을 실시한 후 치아가 흔들리지도 않고, 어떤 음식도 먹을 수 있게 된 것에 감격한 나머지 "뭐든 도와드릴 수 있는 일이 없겠습니까" 하고 교수실을 찾아왔다. 쿠사노 야스히코 씨, '프로시아' 라는 골프 숍을 경영하는 사람이다. 대학에 있는 사람은 모든 사람의 건강을 확보하기 위해 연구하고, 좋은 결과가 얻어졌다 하더라도 이를 세간에 널리 보급하는 수완은 잘 알지 못하는 수가 많다. 쿠사노 씨와 같은 사람이 나타나준 것은 더없이 기쁜 일이다. 그래서 "와타나베식 잇솔질요법을 꼭 세간에 널리 알려주시면 좋겠습니다"라고 부탁드렸다. "해봅시다"라고 말해주긴 했지만, 어떻게 경제적으로 수지를 맞출까가 문제였다. 그래서 적합한 잇솔을 개발하여 판매하기로 했다.

「와타나베식 잇솔질요법」에 가장 적합한 잇솔을 설계하기 시작하였다. 치아와 치아 사이 부위에 솔 끝을 삽입하는 데에는 시판 잇솔로는 솔이 지나치게 조밀하여 쉽지가 않았다. 또 시판 잇솔은 플라그를 제거하는 것을 목적으로 하여 제작되므로 솔의 길이도 너무 짧다. 잇솔 제작의 개념이 「와타나베식 잇솔질요법」과는 근본적으로 다르다. 우선 솔의 굵기와 경도(딱딱한 정도) 검토부터 시작했다. 잇솔질을 하면서 느낌이 좋은 솔의 경도와 굵기가 있다. 치아와 치아 사이를 뚫고 나가기에 충분한 길이도 필요하다. 가장 중요한 것은 치아와 치아 사이로 들어가기 쉬운 형태로 만드는 것이다. 주요 포인트는 솔 묶음과 솔 묶음 사이의 간격에 있다. 또 솔이 심어져 있는 부분이 지나치게 크면 입 안에서의 조작성이 나쁘므로 헤드가 작으면서도 손잡이는 가능한 한 얇게 하였다. 일반적으로 잇솔의 수명은 솔이 바깥쪽으로 휘는 것으로 정해진다. 이를 조금이라도 연장하기 위하

※ 역자 주) [츠케모노] 소금이나 쌀겨 등으로 절인 채소, 김치 같은 것.

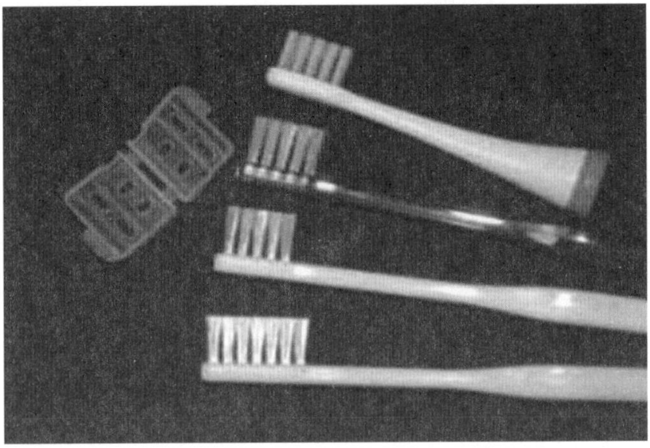

그림 2-5. 「와타나베식 잇솔질요법」용으로 개발된 잇솔.

여 식모를 역 V자형으로 하고, 솔 부분을 바깥쪽으로 휘어지지 않도록 억제할 수 있는 캡을 부착하기로 하였다. 쿠사노씨가 세운 회사 이름이 PMJ였으므로 이 잇솔은 'PMJ V-7' 이라 명명하였다. 이 회사는 오카야마대학의 벤처비즈니스라 불리는 카테고리의 제1호다(그림 2-5).

「와타나베식 잇솔질요법」 보급을 위하여 만들어진 회사지만 처음엔 치과위생사 5명을 고용하여 보급활동을 개시하였다. 그러나 1억 엔 가까운 적자를 내고 파산 위기에 처했다. 그래서 사업을 축소하고 V-7 잇솔의 제조판매로 한정했다. 설립 10년 후 즈음부터 조금씩 실적이 오르게 되었다. 지금은 연간 200만 개의 잇솔을 판매할 정도로 성장했다. 그리고 설립 이래의 목표인 '자신의 치아로 평생 먹을 수 있는 사회의 실현' 을 향하여 '구강건강 네트워크' 를 만들었다. 이 활동도 주식회사 PMJ가 모두 맡고 있지만 비특정영리법인 '구강건강 네트워크' 로 새롭게 출발시키기로 했다. '구강건강 네트워크' 의 사명은 건강증진을 위한 치과의료 즉, 자신의 치아로 평생 동안 먹을 수 있는 사회의 실현이다.

「와타나베식 잇솔질요법」은 한국에도 잘 알려져 있다. 한국에는 11개의 치과대학이 있는데, 그 중 7개 치과대학의 강의에 「와타나베식 잇솔질요법」이 채용되어 있다. 또 서울대학교에서는 치의학대학원의 임상실습에 「와타나베식 잇솔질요법」이 채용되었다. 이를 배운 학생들이 사회로 배출됨으로써 한국의 치주질환 환자가 적어지기를 바란다. 여기에는 전북대학교 장기완 교수, 부산대학교 김진범 교수, 조선대학교 김동기 교수의 열정적인 활동에 따른 영향이 컸다. 그들은 오카야마대학의 예방치과학교실에 1~2년 재직하면서 「와타나베식 잇솔질요법」을 배우고 귀국하여 이를 확대 보급하였다.

「와타나베식 잇솔질요법」의 실제

종래에 사용하던 치아세균 제거방법과 비교하면 적당한 잇솔질의 자극에 의해 잇몸세포는 2배 가까이 증식되며, 염증성 세포도 5주일 만에 절반 이하로 된다. 잇솔에 가하는 힘은 200g이 섬유아세포의 증식을 가장 좋게 촉진한다. 지우개로 글자를 지울 때의 힘이 대략 150g이므로 그보다 조금 강하게 잇솔을 잇몸에 대면 된다. 자극을 부여하는 시간은 10 내지 20초가 최적이다.

치주질환에 대한 잇솔질에서 잊지 말아야 할 것은, 잇솔의 솔 끝이 닿아 있는 곳에서만 세포증식이 보인다는 것이다. 그러므로 잇솔질에 의한 세포증식을 기대하기 위해서는 잇몸 전체 둘레에 브러시의 솔 끝이 닿게 해야 한다. 잇몸의 염증은 치아와 치아 사이에서 일어나므로 치아와 치아 사이의 잇몸을 자극할 필요가 있다. 이를 위해서는 잇솔의 솔 끝을 치아와 치아 사이에 끼울 필요가 있다. 이것이야말로 우리가 「와타나베식 잇솔질요법」을 권하는 이유이다.

아래쪽 잇몸을 잇솔질할 때는 잇솔의 솔 끝을 치아와 잇몸의 경계에 대고 잇솔의 솔 끝을 위쪽을 향해 기울인다. 잇솔을 쥐지 않은 다른 한쪽 손의 검지손가락으로 잇솔의 헤드를 약간 경사진 위쪽으로 눌러준다. 그러면 잇솔의 솔 일부가 치아와 치아 사이로 삽입되어 반대쪽(안쪽)으로 뚫고 나온다. 이 단계에서 삽입을 멈추고, 솔 끝을 원래의 위치(치아와 잇몸의 경계)로 돌린다. 처음에 이 운동을 천천히 확실하게 실시한다. 확실히 할 수 있게 되면 잇솔의 솔 끝이 위를 향하도록 기울이고, 반대쪽 손가락으로 잇솔의 헤드를 눌러 올린다. 솔 끝이 반대쪽으로 뚫고 나오면 원래 위치로 돌아온다. 이 피스톤 운동을 한 곳에서 10~15회 반복한다(그림 2-6).

윗니에 실시할 때는 솔 끝을 치아와 잇몸의 경계에 대고 솔 끝이 아래쪽을 향하도록 기울인다. 반대쪽 손가락으로 잇솔의 헤드를 경사진 아래쪽으로 누른다. 솔 끝이 반대쪽으로 나오면 삽입을 멈추고 원래 위치로 돌아온다. 이 피스톤 운동을 10~15회 반복한다. 치아와 치아 사이의 잇몸을 마사지하는 것이 목적이므로 잇솔의 솔 끝을 치아와 치아 사이에 삽입하고, 그 후 솔 끝의 출입을 반복한다. 볼 쪽(치아의 외측)과 혀 쪽(치아의 안쪽)의 잇몸은 잇솔을 가볍게 옆으로 진동시킨다.

치아 안쪽의 치아와 치아 사이를 잇솔질할 때는 잇솔의 뒤쪽을 사용하여 한 곳씩 넣었다 뺐다 한다. 잇몸에 신경을 집중하여 잇솔의 솔 끝이 닿아 있는 장소를 의식하면서 잇솔질하면 닦지 않은 곳이 없이 모두 닦게 된다. 또 닦지 않은 곳이 없도록 하기 위해서는 잇솔질 순서를 정하는 것이 좋다. 예를 들어 오른쪽 윗니의 바깥쪽부터 시작하면 윗니 바깥쪽을 오른쪽에서 왼쪽으로 차례로 잇솔질하고, 다음에 왼쪽 윗니의 안쪽을 차례로 오른쪽을 향해 간다. 윗니가 끝나면 아랫니로 이동한다. 아랫니도 마찬가지로 순서를 정해 잇솔질한다. 여기서 안쪽 어금니의 바깥쪽을 잇솔질할 때 입을 다물고 하면 잇솔이 안쪽까지 들어가 잇솔질이 쉽다.

「와타나베식 잇솔질요법」이 잘 안 될 때는 잇솔의 솔 끝으로 잇몸을 콕콕 찌르듯이 해도 된다. 잇몸이 부었을 때는 부어 있는 부위를 잇솔의 솔 끝으로 가볍게 20회 정도 찌르듯 자극하면 농이 나오거나 피가 나오거나 한다. 하루 정도 지나면 잇몸의 부기가 약해진다. 이와 같은 증례에서는 잇몸이 급격히 내려앉는 경우가 있는데, 이는 잇몸의 부기가 가라앉은 것이며 염증이 가라앉았다는 증거다.

잇솔질의 횟수로는 1일 1회보다 2회 하는 것이 빨리 개선된다. 언제 잇

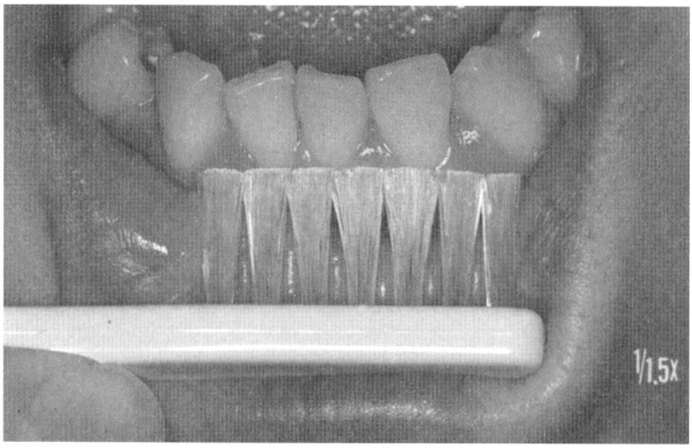

그림 2-6-1. 「와타나베식 잇솔질요법」의 실제. 잇솔의 솔 끝을 치아와 치아 사이에 끼우는 것이 중요하다. 윗니는 솔 끝을 아래로 향하게 하고, 아랫니는 솔 끝을 위로 향하게 한다. 잇솔의 솔 끝으로 잇몸을 찌르듯이 삽입하면 솔 끝이 치아와 치아 사이로 들어간다. 치아의 안쪽도 잊지 않고 실시한다.

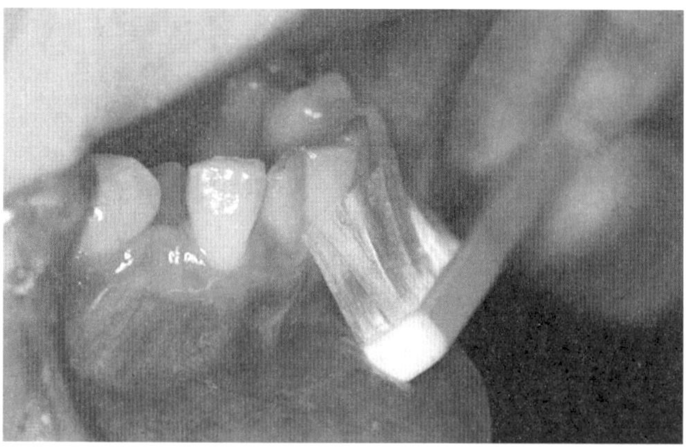

그림 2-6-2.

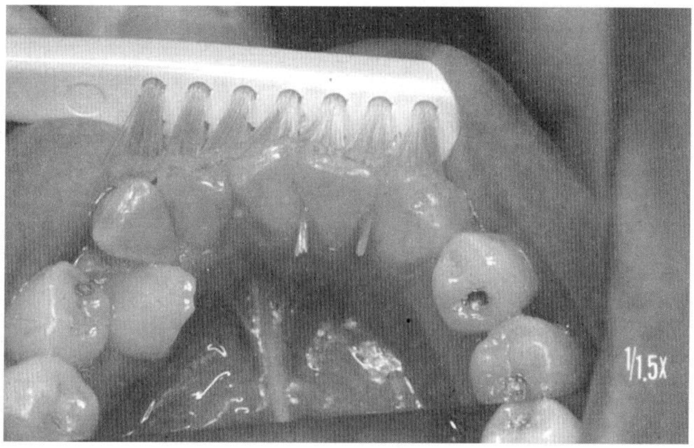

그림 2-6-3. 잇솔의 솔 끝이 반대쪽으로 나온다.

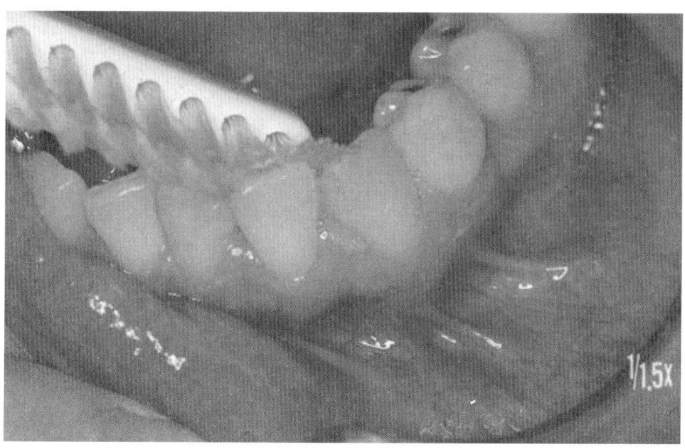

그림 2-6-4. 안쪽에서도 솔 끝을 치아와 치아 사이에 끼운다. 솔 끝이 반대쪽으로 나온다.

솔질을 하는가에 대해 매 식후와 취침 전이라고들 하나, 매 식후 이닦기는 3-3-3방식의 이론에 근거한 것이며, 그 근거는 현재 부인되고 있다. 따라서 식후마다 잇솔질하는 것은 그리 중요하지 않다. 취침 전 잇솔질의 근거는, 타액 중의 세균 수를 다음 날 아침 측정하면 취침 전에 잇솔질한 그룹 쪽이 세균 수가 적다. 자는 동안 입을 다물고 있으므로 산소가 적어져 뮤탄스균(※46)이나 치주병원균 등의 혐기성균이 번식하기 쉬운 환경으로 되기 때문이다. 그러나 타액의 세균이 충치의 원인균이라고만은 할 수 없으므로 취침 전의 잇솔질과 충치예방은 직접적인 인과관계가 없다. 치주염(잇몸염증)의 예방을 위해서는 2~3일에 한 번 정도 잇솔질하는 것으로 충분하다는 실험도 있다. 오래 전, 치과위생사가 "식후마다 3회, 취침 전에 10분 정도씩 이를 닦으세요"라고 말하자, 이를 들은 할머니가 "저는 못하겠어요. 저는 이를 닦기 위해 태어난 것이 아니니까요"라고 대답했다고 한다. 성과가 오르지 않는 지도는 사람들을 고생시킬 뿐이다.

치간 브러시

치간 브러시는 치아와 치아 사이를 청소하기 위해 만들어진 시험관 브러시와 비슷한 것이다. 치아와 치아 사이에 틈새가 있는 곳의 청소에 효과적이다. 치간 브러시를 치아와 치아 사이에 끼우고 넣었다 뺐다 하는 피스톤 운동으로 하면 잇몸 마사지 효과도 있어 치주질환의 예방과 치료에 사용된다. 그러나 치아 사이 틈새의 크기에 따라 치간 브러시를 구분하여 사용해야 하므로 번거롭다. 「와타나베식 잇솔질요법」에서는 치아와 치아 사이가 넓을 경우 솔묶음을 2묶음에서 3묶음 한꺼번에 삽입하도록 하고, 치아와 치아 사이가 좁을 경우 솔의 1~2개 가닥만 삽입할 수도 있으므로 잇솔 1개만으로 모든 부위를 잇솔질할 수 있다는 장점이 있다.

※46 [뮤탄스균] 충치균의 대표적인 세균. 설탕이 있으면 활발하게 번식한다.

칼럼 이시카와 준(石川 純) 선생

홋카이도대학교 치과대학장이었던 이시카와 준이란 선생이 계셨다. 이 선생님은 치주과학의 교수로 주된 연구과제가 잇솔질이었다. 치주질환치료에서 잇솔질을 중시하는 제자가 많으며, "사람은 왜 이를 닦는가"라는 책을 출판하셨다.

이시카와 선생은 도쿄의과치과대학에 근무하던 시절, 플브라이트 장학금을 받아 미국에서 치주과학을 공부하기 위해 미국으로 갔다. 그곳의 대학에서 원숭이에게 딱딱한 사료와 부드러운 사료를 별도로 주어서 어느 쪽에서 치주질환이 발생하는지를 실험했다. 부드러운 사료로는 잇몸 자극이 충분하지 않아 치주질환에 걸리기 쉽다는 결론을 얻었다. 그리고 원숭이에게서 기구로 치아세균(플라그)을 제거하는 것만으로는 치주질환의 증상이 좀처럼 개선되지 않았으나, 잇솔질을 하면 증상이 빨리 개선되는 것도 명백해졌다. 사람도 부드러운 음식을 많이 먹게 되면서 치주질환이 늘어난 것이므로 이를 닦아 잇몸을 자극해야 한다는 것이 이시카와 선생의 지론이다. 근래의 애완견은 부드러운 먹이로만 사육되고 있어 80%가 치주질환에 걸린다고도 한다. 야생의 원숭이는 이를 닦지 않아도 꽤 건강한 잇몸을 갖고 있는데, 동물원의 원숭이는 치주질환에 걸리는 일이 많다. 야생 원숭이는 나무 열매나 껍질 등 단단한 것을 먹으므로 잇몸이 강해지나, 동물원의 원숭이는 부드러운 먹이를 먹고 있어 치주질환에 걸린다는 것이다.

이시카와 선생은 미국에서 돌아온 이후, 치주질환에는 잇솔질이 중요하다고 끊임없이 역설하셨으나, 당시의 학회는 치아세균이 치주질환의 원인이어서 치아세균을 제거해야 한다는 학설을 믿고 있는 학자가 대다수였으므로 이시카와 선생은 이단자로 취급되고 그의 생각은 좀처럼 받아들여지지 않았다.

사람은 최초에 입력된 정보에 언제까지라도 지배된다. 치주질환의 원인은 치아세균이기 때문에 치아세균을 제거하라고 배우면 평생 세균 제거를 계속한다. 자신이 믿고 있는 것 외의 정보가 들어오면 제대로 음미하지 않고 먼저 비판하기 쉽다. 이시카와 선생의 경우 그 패턴에 갇혀버렸기 때문에 이단자로 취급되었다. 홋카이도대학으로 옮긴 후 잇몸 마사지에 관한 연구에 심혈을 기울였다. 스스로 '치아 한 개씩 아래위로 닦는 종형 이닦기법'을 개발하기도 하고, '고틀리브 수직 이닦기법(※47)'을 소개했다. 이 두 가지 이닦기 방법은 「와타

※47 [고틀리브 수직 이닦기법] 고틀리브(미국)가 고안한 이닦기법. 잇솔의 솔 끝을 치아와 치아 사이에 삽입하여 진동한다. 「와타나베식 잇솔질요법」은 솔 끝을 넣었다 뺐다 함으로써 잇몸에 물리적 자극을 가하는 것과 더불어 치아세균 제거 효과도 크다. '고틀리브 수직 이닦기법'의 출전을 이시카와 준 선생에게 물었으나, "미국에 있을 때 도서관에서 보았을 뿐 일본에는 없다"고 하셨다.

나베식 잇솔질요법」과 매우 비슷하며, 선배격인 존재이다. '와타나베식 잇솔질요법' 은 솔 끝으로 잇몸을 찌르듯 하면서 치아와 치아의 사이에 삽입하여 잇몸을 자극하는 것으로서 치아세균을 제거하는 것을 목적으로 한 이들 두 가지 방법과는 다르다.

치주병(잇몸병) 치료의 제1선택은 「와타나베식 잇솔질요법」

옛날부터 잇몸이 부었을 때 손가락으로 마사지하면 좋다고 전해지고 있는데, 이닦기에 의한 마사지와 다른 점도 알아볼 필요가 있다. 표 2-2는 학생 8명의 협조를 받아 실험한 것이다. 우선 2주일간 이를 닦지 않아 실험적으로 치은염(잇몸염증)을 발생시켰다. 그 후 오른쪽 위 부위의 잇몸은 손가락으로 마사지하고, 오른쪽 아래 부위는 치과의사가 기구로 치아 세균을 철저하게 제거하며, 왼쪽 위 부위는 「와타나베식 잇솔질요법」으로 잇솔질하고, 왼쪽 아래 부위는 「와타나베식 잇솔질요법」과 아울러 치과의사가 치아세균 제거를 철저히 실시하였다. 이 모든 처치를 치과의사가 1개월간 실시하였다. 실험 종료 후 잇솔질을 하자 손가락으로 마사

표 2-2. 치은염(잇몸염증)의 잇솔질 효과

증상	그룹			
	마사지	치아세균 제거	잇솔질	잇솔질 + 치아세균
통증	6/8	5/8	0/8	0/8
출혈	8/8	4/8	1/8	0/8

일본구강위생학회지 39권 430-431쪽, 1989

1개월 후 손가락 마사지, 치아세균(플라그) 제거, 「와타나베식 잇솔질요법」을 받은 후, 잇솔질을 할 때 잇몸출혈과 통증이 있는 사람의 수. 치아세균 제거보다 잇솔질이 효과적이었다.

지한 부위는 8명 모두 잇몸에서 출혈이 보이고, 8명 중 6명에게서 잇솔질할 때 통증이 있었다. 치과의사가 기구로 치아세균을 제거한 부위는 8명 중 5명이 출혈을 보이고, 8명 중 4명이 통증을 호소하였다. 「와타나베식 잇솔질요법」을 실시한 부위에서 통증을 호소한 학생은 한 명도 없었고, 출혈을 보인 학생은 한 명이었다. 「와타나베식 잇솔질요법」과 치과의사가 치아세균 제거를 병용한 부위에서는 잇몸출혈도, 잇솔질할 때 출혈도 모두 없었다. 즉, 잇몸염증의 예방과 치료에는 치과의사가 기구로 치아세균을 철저히 제거하는 것보다 잇솔질에 의한 마사지 효과가 더 크다는 것을 의미한다. 「와타나베식 잇솔질요법」에서는 치아세균을 완전히 제거하지 못함에도 불구하고 잇몸출혈이나 통증에는 치과의원에서 실시하고 있는 통상의 치아세균과 치석 제거보다 효과적인 것이다. 이 사실은 현재 통상의 치주질환 치료법을 재검토할 필요성을 말해 주는 것이다.

잇솔질할 때의 출혈과 통증은 잇몸염증의 특징이므로 치은염(잇몸염증), 치주염의 예방, 치료의 방법 중 제1선택은 「와타나베식 잇솔질요법」임을 알 수 있다. 여기서 한 가지 생각해 두어야 할 점은, 이 실험은 대학에서 장시간 「와타나베식 잇솔질요법」을 훈련한 치과의사에 의한 잇솔질이라는 점이다. 미숙한 치과의사나 치과위생사가 실시해도 좀처럼 이러한 결과는 얻지 못한다. 장기간 「와타나베식 잇솔질요법」 치료를 받은 환자가 숙련된 치과의사에서 젊은 치과의사로 바뀌게 되면 "선생님 저는 저 의사는 필요 없어요. 잇솔질은 제가 더 잘하니까요"라고 말하는 경우가 있다. 대학병원의 숙련된 치과위생사가 「와타나베식 잇솔질요법」을 마스터하는 데 3년은 걸린다고 말할 정도로 「와타나베식 잇솔질요법」은 어렵다. 그러나 반드시 효과는 있으므로 열심히 노력하기 바란다.

「와타나베식 잇솔질요법」의 효용

「와타나베식 잇솔질요법」을 실시하면 처음엔 출혈이 심해 놀라게 되나, 1~2주 이내에 잇몸출혈은 낫게 된다. 단기간에 잇몸출혈이 없어지는 것이 「와타나베식 잇솔질요법」의 특징이다. 잇솔질 마사지 효과에 의해 혈관내피세포나 상피기저세포가 증식하기 시작하기 때문이다. 또 출혈이 멎으면 치주병균의 영양이 없어져 균이 줄게 되므로 잇몸이 붓거나 통증이 생기거나 화농이 생기는 일도 없어진다.

치아와 치아 사이가 깨끗해져 입안이 상쾌해지고 기분이 좋아진다. 「와타나베식 잇솔질요법」을 습득한 치과의사나 치과위생사에게 시술을 받으면 "한 평짜리 방이 두 평 크기 방으로 커진 느낌이다"라거나, "입 안이 변했다", "지금까지의 이닦기가 대체 뭐였나", "놀라운 발견이다", "밥 먹기가 아까울 정도", "이렇게 논리에 꼭 맞는 이닦기 방법은 지금까지 전혀 몰랐다"라고 하는 이야기가 나오고 있다.

또한 치아의 동요도 개선된다. 그림 2-7은 각각의 동요 정도에 따라 「와타나베식 잇솔질요법」의 효과를 검토한 것이다. 10~70g의 힘으로 움직이던 치아가 회복되는 데에는 2주까지 걸리며 그 이후 큰 회복은 기대할 수 없으나, 110g 이상의 힘으로 움직이는 치아는 2주일이 지나도 계속 회복해 간다. 200g의 힘으로 움직이는 치아는 건강한 치아이다. 초진에서 110g 이상의 힘으로 움직이는 치아는 「와타나베식 잇솔질요법」을 실천함으로써 정상으로 돌아온다고 할 수 있다. 10g의 매우 약한 힘으로 움직이던 치아도 「와타나베식 잇솔질요법」을 실시한 후 2주 사이에 60g의 힘에 견딜 수 있을 정도로 회복되었다. 여기까지 회복되면 이를 빼야 할 이론적 근거가 없어진다. 흔들리는 치아를 고정하는 기술이 있으므로 이를 사용하면 치아가 오래 유지되며, 자연치아여서 음식을 씹는 감각도 남아 있다. 뜨거운 것, 찬 것의 차이도 알 수 있다. 더불어 치아 자체도 상당한 정도의 힘에 견딜 수 있으므로 양 옆 치아에 부담이 적어지는 것도 중요하다. 그만큼 인접한 치아의 수명이 길어진다.

「와타나베식 잇솔질요법」에 의한 잇솔질을 중심으로 치주 치료를 하는 치과의 환자와 통상의 치주 치료를 받은 환자의 치아 잔존 상태를 조사하였다. 연령, 성별, 치아 수를 동일하게 하고 조를 구성하여 환자를 선발하

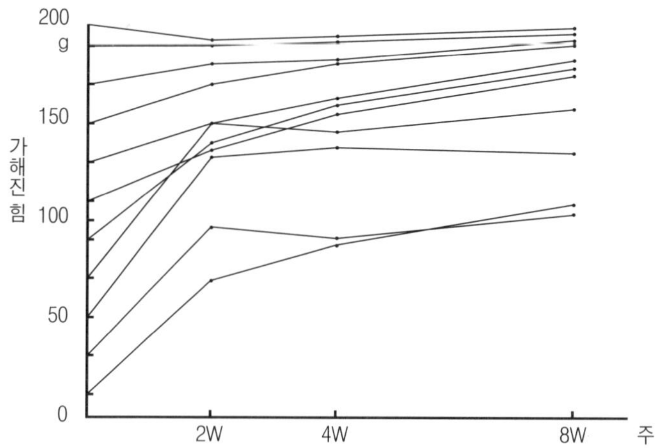

오카야마대학 예방치과: 일본치주병학회지, 29, 205, 1987년

그림 2-7. 동요도의 평균값 추이. 동요도가 있는 치아라도 바로 뽑지 않고, 2주일 동안은 「와타나베식 잇솔질」을 실시해 본다. 동요도가 개선된 후, 발치하고 틀니를 하는 것이 좋은지, 흔들리는 치아를 고정시키는 것이 좋은지를 생각한다.

고, 6년간의 추이를 지켜보았다(표 2-3). 통상의 치료를 받은 환자에서 1인 당 발치 개수는 1.69개이고, 「와타나베식 잇솔질요법」을 중심으로 치료해온 조의 1인당 발치 개수는 0.75개로, 발치 개수를 절반 이하로 줄일 수 있었다. 허쉬펠드 등의 20년에 걸친 조사에서 치주외과수술을 받은 사람과 받지 않은 사람 사이에는 치아의 수명에 차이가 없었지만 잇솔질이 잘된 사람은 수명이 길었다는 결과와 비슷하다. 치주질환의 예방, 치료에 잇솔질은 매우 중요하다.

구취를 하소연하러 온 환자가 있었다. 치주질환이 심했으므로 「와타나베식 잇솔질요법」을 중심으로 치료하였다. 거의 염증 증상이 없어져서 구취 상태를 물어봤다. 그러자 "구취가 이제 없어졌다"고 대답하였다. 「와타나베식 잇솔질요법」을 실천하면 구취도 개선됨을 알 수 있었다.

그림 2-8은 구취를 하소연하는 환자의 추이를 나타낸다. A씨는 초진에서 1,150ppb(part per billion: 1/10억 농도)나 있던 구취가 7회 내원하여 50ppb까지 내려갔다. B씨도 550ppb에서 50ppb로 낮아졌다.

표 2-3. 「와타나베식 잇솔질요법」에 의한 치아의 연명 효과

연령 (세)	대상자 수 (명)	「와타나베식 잇솔질요법」 실시군		통상치료군	
		합계(계)	평균값	합계(계)	평균값
~19	1	0	0.00	1	1.00
20~29	3	0	0.00	1	0.33
30~39	24	30	1.25	17	0.71
40~49	47	32	0.68	101	2.15
50~59	33	18	0.55	55	1.97
60~	4	4	1.00	4	1.00
합계	112	84	0.75	189	1.69

일본구강위생회지 48권 685쪽, 1998년

초진에서 연령, 성별, 치아 개수를 매칭해 6년 후에 치아 상실 상태를 조사했다. 「와타나베식 잇솔질요법」 실시군의 1인당 상실치 수는 0.75개인 데 반해, 통상치료군은 1.69개로 2배 이상의 치아가 상실되었다.

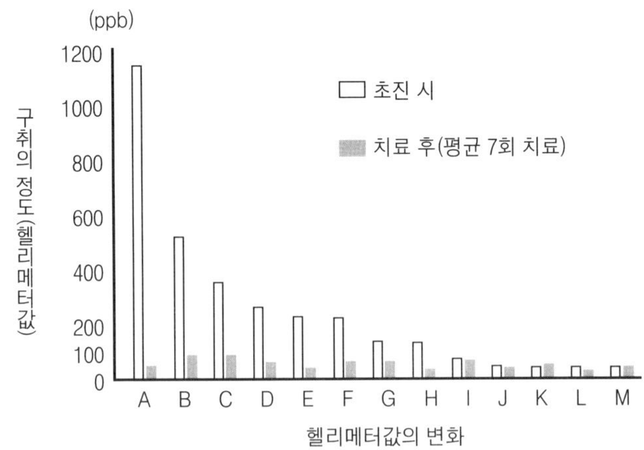

학회 발표, 1999

그림 2-8. 「와타나베식 잇솔질요법」에 의한 구취의 개선. 평균 7회의 내원으로, 전원이 타인이 느끼는 냄새의 한계값(100ppb) 이하가 되었다.

100ppb는 다른 사람이 구취를 느끼는 농도로, 이 실험에서는 전원이 구취를 느끼지 않는 상태까지 개선되었다.

왜 「와타나베식 잇솔질요법」인가

표 2-2의 실험에서 치아세균 제거보다 잇솔질 쪽이 치은염의 예방, 치료에 효과적이라는 결론을 얻을 수 있었으나, 왜일까 하는 의문이 일었다. 이를 명확하게 하기 위해 개의 치아를 잇솔질하여 조직을 조사하였다. 개의 잇몸 한쪽을 매일 잇솔질하고, 반대쪽 치아는 철저하게 기구로 치아세균을 제거하였다. 일주일 후 잇솔질한 쪽의 세포는 치아세균을 제거한 쪽과 비교하여 2배 정도 많은 세포가 증식하였다. 또 염증의 지표가 되는 호중구 수도 5주일 만에 절반으로 감소하였다. 이 실험결과에서도 잇몸염증(치은염)에는 치아세균을 제거하는 것보다는 잇솔질 마사지 쪽이 효과적임을 알 수 있었다(그림 2-9).

잇솔질로 잇몸조직을 회복하고 저항력을 강하게 할 수 있으나, 잇솔질의 효과가 어디까지 파급되는지 그 범위를 조사하였다. 마사지 효과를 세

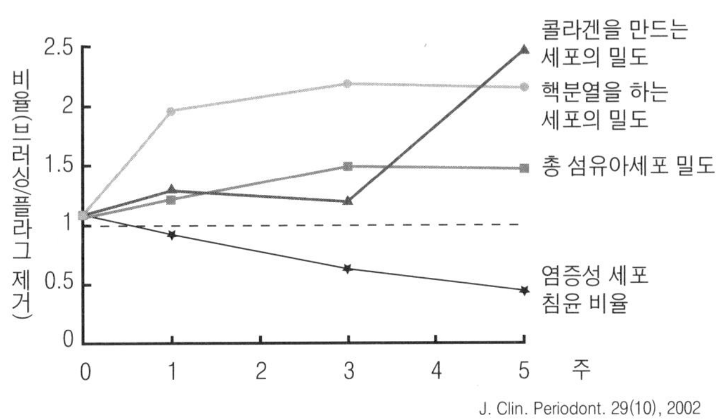

J. Clin. Periodont. 29(10), 2002

그림 2-9. 플라그 제거를 실시한 부위와 잇솔질을 실시한 부위의 조직 비교. 잇솔질을 실시한 부위는 플라그 제거를 실시한 부위에 비해, 1주일 만에 2배의 세포가 핵분열하며, 염증성 세포의 수도 5주일 만에 절반으로 줄었다. 잇솔질의 자극으로 세포분열이 일어나 잇몸이 건강해진다.

포의 증식능 항진으로 관찰해 보면 잇솔의 솔 끝이 닿은 곳에서 0.5mm 떨어지면 효과가 없음을 알았다. 즉, 잇솔의 솔 끝이 닿은 곳에만 마사지 효과가 있으므로 치아와 치아 사이의 잇몸에도 잇솔의 솔 끝이 닿게 할 필요가 있다.

이상의 두 가지 실험에서, 치주질환에 대한 잇솔질은 치아세균 제거를 목적으로 하는 것보다 마사지를 목적으로 하는 것이 중요함을 알았다. 또 마사지 효과는 잇솔의 솔 끝이 닿은 곳에만 나타나므로 잇몸의 염증이 처음으로 일어나는 치간부의 자극이 요구된다. 이들 사실은 「와타나베식 잇솔질요법」에 의한 물리적 자극이 치주질환의 치료와 예방에 효과가 있음을 보여준다.

전동잇솔

근래 전동잇솔이 보급되고 있다. 이것의 잇몸 마사지 효과는 높다. 전동잇솔로 5초 동안 마사지하면 수동잇솔로 20초간 마사지하는 정도의 효과가 있다. 적어도 손으로 하는 잇솔질의 1/4시간이면 된다. 손으로 하는 잇솔질이 잘 안 되는 사람에게는 전동잇솔을 권한다. 그러나 나의 임상경험으로는 전동잇솔로는 치아와 치아 사이 잇몸의 치유가 나쁘고 「와타나베식 잇솔질요법」보다는 효과가 떨어진다.

시판되고 있는 전동잇솔의 헤드는 플라그 제거를 목적으로 하므로 헤드가 크고 솔이 조밀하게 심어져 있다. 치아와 치아 사이의 잇몸을 마사지하기에는 적당하지 않다. 치아와 치아 사이의 잇몸용으로는 이것을 목적으로 한 헤드가 필요하다. 잇몸세포가 잘 증식하는 진동수는 250~300헤르츠이다. 회전식인 것보다 진동식이 세포증식 효과가 높다. 음파잇솔도 효과가 있다. 최근에는 치아와 치아 사이의 잇몸세포증식을 기대하여 설계된 헤드가 시판되었다(돌츠 치간 클리어 브러시; 그림 2-5). 이는 권장할 만한 상품이다.

칼럼 이쑤시개

조동종(曹洞宗)의 교조(教祖), 도겐(1200~1253)은 "쇼호겐조(正法眼藏)"의 '세면(洗面)의 장' 중에 이쑤시개는 나무를 씹어서 섬유 상태로 된 끝을 이와 이 사이에 끼워 닦아 내는 것이라고 쓰고 있다. 치아와 치아 사이 청소의 중요성은 가마쿠라(鎌倉) 시대부터 인식된 것이다. 「와타나베식 잇솔질요법」과 공통된 점이 있다.

제3장

충치예방과 불소

1. 충치

충치의 개요

충치는 치아가 용해되어 가는 병이다. 자신도 모르는 사이에 녹아 간다. 중학생까지 생기는 충치는 아래위턱의 치아가 맞물리는 면에 생긴 홈에서 시작되는 것이 많다. 건강한 치아는 약간 노르스름한 색을 띠고 있으나, 초기의 충치 부분은 흰색이 된다. 이 상태의 충치는 진행이 빠르다. 시간이 얼마간 흐르면 검게 변하며 진행이 느려진다. 성인에게 보이는 작고 검은 충치는 정지된 충치라고 하며, 몇십 년 지나도 진행되지 않고 그대로 있는 예도 있다.

차가운 음식이 시리게 느껴지기 시작하면 치료를 받는 것이 좋다. 치료를 하면 시린 느낌이 없어진다. 반대로, 시린 느낌이 없던 치아가 금속 인레이나 크라운을 씌운 치료 후에 시리게 느껴지는 경우도 있다. 이는 치질 부분이 열전도성이 높은 금속관으로 바뀌었기 때문이며, 1~2개월이 지나면 시린 느낌이 없어지는 경우가 많다.

찬 음식과 더불어 뜨거운 것에 시리게 되고, 욱신욱신거리는 통증이 생기게 되면 치아의 치수(신경)를 뽑을 수밖에 없다. 치수를 뽑은 후 치근(이뿌리)의 관을 청소하고, 그 공간을 메운다(근관충전). 이 치료는 적어도 2회, 많은 경우는 10회 이상 걸리기도 한다. 치수를 뽑은 치아는 무기질과 마찬가지로 치아 자체가 약해져서 깨지거나, 부러지기도 한다. 치아가 부러지면 치근만이 남는다. 이 경우, 치근에 구멍을 뚫어 심봉을 삽입하고 그 위에 인공치아를 만든다. 조금이라도 치근이 남아 있으면 뽑지 않고 이용할 수 있다. 잇몸 안에 치근이 메워져 있어도 임플란트의치보다 낫다. 치근막이 남아 있어 음식물을 씹는 감각이 남고, 뇌로 자극이 가기 때문이다. 치근을 남겨두면 치조골도 흡수되지 않고 남아 턱은 튼튼한 상태로 유지된다.

충치의 치료

충치에 걸리면 치료를 받아야 한다고 초등학교에서 배운다. 여름방학 동안에 치료를 받았다는 증명서가 없으면 보건선생님으로부터 주의를 받는다. 당시에는 치료한 치아도 건강한 치아로 간주하여 개수를 세고, 학교별로 충치 비율을 경쟁했기 때문에 선생님도 열심이었다. 그 무렵 학교 치과검진이라 하면, 탐침이라는 바늘을 사용하여 충치의 구멍을 찾아내고 조기발견, 조기치료에 전력을 기울였다. 그러나 최근에는 충치로 진행되기 시작한 치아도 타액으로부터 칼슘을 흡수하여 재석회화함으로써 원래 상태대로 복귀되기도 한다는 것을 알게 되었다. 그래서 탐침을 사용하여 무리하게 충치를 찾지 않고, 작은 충치는 불소를 도포하여 재석회화를 기대하게 되었으므로 삭은 부위를 메우려고 바로 깎지 않게 되었다.

치아는 치료를 하면 할수록 사라져 간다. 터빈으로 치아를 깎으면 1~2분에 1cm 정도의 치아가 없어져버린다. 충치의 진행은 빠른 경우라도 1년간 수 mm 정도에 불과한데, 치과터빈은 상상을 초월하는 스피드로 치아를 깎아내는 것이다. 그런데 깎인 곳에서 또 새로이 충치가 시작되기도 한다. 충전물 옆에서 작은 충치를 발견하고 재차 치료를 하면 또 치아가 깎여 나간다. 그 다음에는 치아의 신경을 뽑고, 최종적으로는 치아를 뺀다. 이런 식으로 치아를 깎으면 곧바로 완전틀니로 가는 길로 들어설 수 밖에 없다.

치아의 통증이 심하거나, 찬 것이나 뜨거운 것에 시려 곤란할 때는 신경을 뽑을 수밖에 없다. 예전에는 금속관이나 건강보험이 적용되지 않는 흰 세라믹 재료로 치아를 만드는 경우 찬 것에 시리거나 하는 일이 있으므로 위험성을 피하기 위해 미리 신경을 뽑는 치료가 실시되었다. 이것이 치아의 수명을 단축하는 요인의 하나가 되기도 한다. 치아의 신경 중에는 본 신경 외에 혈관이나 섬유아세포 등 여러 가지 세포가 포함되어 있다. 따라서 신경을 뽑힌 치아는 혈관도 없어져버려 수분이 치아 중으로 들어가지 못하므로 그 치아는 약해진다. 신경을 뽑은 단계에서 치아는 생물이 아닌 무기물이 돼버린다. 십수 년쯤 경과하면 부러져버리는 일이 있다.

치아의 신경을 뽑은 후 근관충전을 실시하는데, 근관충전재가 이뿌리(치근)의 끝에서 멎도록 치과의사는 주의를 기울인다. 이뿌리 밖으로 튀어나와 버리면 뿌리 끝에 접해 있는 치근막에 염증을 일으켜 씹을 때 통증을 느낄 수가 있다. 신경을 뽑은 치아에 생기는 이 염증을 근첨병소(根尖病巢)라 한다.

근첨병소는 신경을 뽑은 치아의 30% 정도에서 나타난다. 이것은 X레이 사진으로 확인할 수 있다. 지금까지 치의학 교육에서는 질병이 있으면 모두 제거해야 한다고 배워 왔으므로 병소가 발견되면 즉시 치료해 왔다. 그러나 신경을 뽑은 치아의 30%에 병소가 보이므로 2~3회 재치료할 치아가 있다는 계산이 된다. 2~3회씩이나 한 개의 치아를 깎게 되면 종래에는 치아 자체가 없어져버린다. 따라서 근래에 와서는 X레이 사진으로 작은 병소가 보여도 뚜렷한 증상이 없으면 경과를 관찰하는 경우가 많다.

최소개입법(minimum intervention)

예전에 치아를 깎을 때는 1, 2, 3, 4, 5급으로 이름 지어진 절삭법이 있어 그대로 깎도록 교육을 받았다. 치아를 깎는 방식에도 유행이 있다. 금속 충전물 밖에 없었던 시대는 이 방법으로 할 수밖에 없었다. 예방확대라는 말이 있어 충치로 되기 전에 미리 깎아 두기도 했다. 크라운을 씌울 때는 충치가 예상되는 곳을 먼저 깎고, 모두 금속으로 바꾸려 했다. 따라서 크라운의 제일 아래를 치주포켓 속에 삽입하는 치료를 해왔다.

그러나 예방확대하여도, 크라운의 끝을 잇몸 아래에 삽입하여도, 금속 주변에서 충치가 새로이 발생한다. 이를 2차 우식이라 하는데, 그 원인은 충치의 일부를 남겨 두었기 때문이라 생각했다. 남긴 곳 주변에서 퍼지는 것과 크라운의 옆에서 새로 발생한 충치와 진행속도가 다르지 않다고 하면 치아를 깎아 새로운 상흔을 만든 쪽이 치아가 빨리 없어지게 되는 것이다. 따라서 예방확대라는 생각도 최근에는 모두 부인되고 있다. 현재는

될수록 치아 깎는 양을 최대한 적게 하는 방법(최소개입법)을 활용하는 치과의사가 많다. 즉, 충치에 걸린 부분만을 깎아 제거하여 치료하는 방법이다. 이와 같은 발상이 나온 후 크라운의 끝을 잇몸 위쪽에 고정하는 방법이나 근첨병소를 치료할 때 크라운을 벗기는 일 없이 크라운 위에 구멍을 뚫어 치료하는 방법을 채택하게 되었다. 어쨌든 치아는 깎으면 안 된다. 필요한 경우에도 최소한으로 깎는 것이 중요하다.

충치의 과정

1890년 밀러(※48)는 "탄수화물이 없으면 산은 만들어지지 않는다. 산이 없으면 충치로 되지 않는다"고 했다. 이 결론에 이르기까지 그는 여러 가지 실험을 했다. 우선 충치의 구멍에 푸른 리트머스 시험지를 넣으면 붉은색으로 변하므로 충치 구멍은 산성임을 확인하였다. 산성(pH5.5 이하)이 되면 칼슘이 녹아 나오기 시작한다. 날계란을 식초에 담그면 껍질에서 기포가 나온다. 이는 산에 의해 탄산칼슘이 용해되고 칼슘과 탄산가스로 분리되어 탄산가스가 기포로 되는 것이다. 이와 마찬가지로, 치아 표면의 산도(pH)가 5.5 이하로 되면 치아의 칼슘도 용해되어 충치가 생긴다.

이어서 밀러는 탄수화물을 먹은 후의 pH와 단백질을 먹은 후, 지방을 먹은 후의 pH를 측정하였다. 그 결과 탄수화물을 먹은 후에 pH의 저하가 가장 크다는 것을 알았다. 이상의 두 가지 대표적인 실험결과로부터 밀러는 사람이 탄수화물을 먹으면 치아 표면의 세균이 산을 만들고, 그 산이 치아를 용해하여 충치가 생기는 것으로 생각했다. 이는 밀러의 화학세균설이라 일컬어지는 것으로, 현재 충치발생의 정설로 여겨지고 있다. 즉, 설탕 등의 탄수화물을 섭취하면 치아에 부착되어 있는 세균이 이를

※48 [밀러] W.D. Miller(1853~1907). 충치 발생설인 '화학세균설'을 뒷받침하는 많은 실험결과를 발표하였다.

이용하여 최종 대사산물인 젖산이나 피루빈산을 배출한다. 이들 산이 치아를 용해하여(탈석회화) 충치가 된다.

이 가설을 증명한 것이 스테판(※49)이다. 밀러의 화학세균설이 나오고 50년 가까이 경과한 후였다. 이 50년간 많은 연구자가 타액을 사용하여 pH의 저하를 확인하려 하였다. 그러나 성공하지 못했다. 스테판은 4~5일 잇솔질을 중지시킨 후 치아에 부착되어 있는 세균(플라그)을 시료로 실험을 한 것이다. 포도당으로 가글링을 하면 치아세균의 pH가 5.5 이하로 저하되고, pH의 저하는 가글링 후 3분 이내에 일어났다(그림 3-1). 이 결과로부터 논리를 전개하여 식후 3분 이내에 잇솔질을 하면 충치를 예방할 수 있다고 생각했다.

이닦기만으로는 충치예방이 안 된다

스테판의 실험으로 새로운 가설이 태어났다. "식사를 한 후 3분 이내에 잇솔질을 하면 충치에 걸리지 않을 것이다"라는 것이다. 그래서 1일 3회 식사 후 3분 이내에 3분간 이를 닦자는 3-3-3방식으로 발전했다. 이 가설을 증명하기 위해 미국의 노스웨스턴대학교에서 학생을 대상으로 한 개입연구가 실시되어 3-3-3방식을 실시한 그룹에서 충치의 발생을 억제할 수 있었다고 보고되었다. 이 연구 이래 3-3-3방식이 세계 각국으로 퍼졌다. 그러나 그로부터 10년 후에는 이를 닦아도 충치의 발생을 억제할 수 없었다는 논문이 다수 나왔다. 현재는 불소함유치약을 사용하면 양치질의 충치예방 효과가 있다는 것이 상식이 되었다. 왜 노스웨스턴대학교의 연구에서는 이닦기에 의한 충치예방 효과가 인정된 것일까? 그들의 연구에서 3-3-3방식의 그룹은 치과대학 학생들이고, 대조군은 법과대학 학생들이었으므로 교락인자(바이어스; ※50)가 걸려 있었던 것이 아닐까 하고

※49 [스테판] R.M. Stephan. 탄수화물을 섭취한 후, 치아에 부착된 세균(플라그)에서 pH가 급격히 저하되는 것을 실험으로 증명하였다.

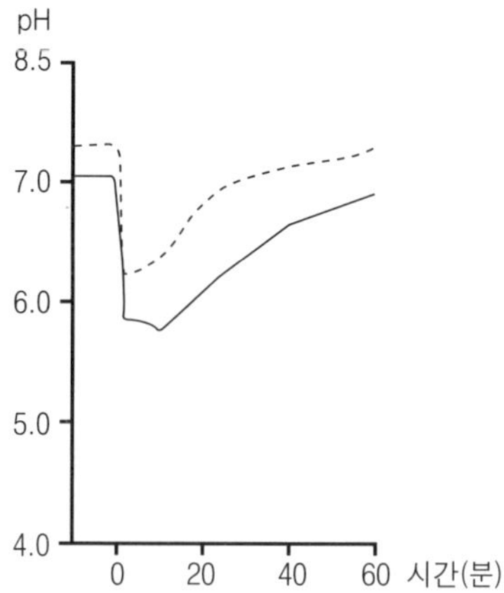

그림 3-1. 스테판 곡선. 10%의 포도당으로 가글을 하면 플라그는 3분 이내에 pH5.5 이하로 된다. 이 이하로 되면 치아는 용해되어 충치가 된다.

생각된다. 즉, 법과대학 학생과 비교하여 치과대학 학생은 충치에 대한 지식도 있고, 감미료 섭취도 충분히 신경을 썼을 것이다. 그로 인해 마치 3-3-3방식이 그 공을 발휘한 것 같은 결과가 되었다.

스테판의 실험은 4~5일간 잇솔질을 중지한 후 실시한 것이다. "첫날 치아세균(플라그)으로 실험했으면 어찌 되었을까, 둘째날 가글링할 때에 포도당으로 하지 않고 설탕으로 했다면 어찌 되었을까"라는 의문이 나왔다. 설탕은 포도당보다 산을 생산하기 쉽다. 설탕을 사용한 실험에서는 4일째의 치아세균과 5일째의 치아세균에서 칼슘을 용해할 정도의 산도가 되나, 첫날의 치아세균과 이틀째의 치아세균에서 pH가 5.5 이하로 되는

※50 [교락인자(바이어스)] 두 가지 현상이 마치 직접 관련된 것처럼 생각되도록 하는 개재인자. 이닦기를 하는 아이와 하지 않는 아이를 비교하면, 이닦기를 하는 아이에게 충치가 적다는 조사결과가 나오는 경우가 있다. 이로부터 이닦기는 충치예방에 효과적이라는 결론을 내기에 이른다. 이를 닦는 아이의 치약에는 불화물(불소화합물)이 들어 있어서 불화물에 의한 충치예방 효과가 나타난 것이다. 이를 착각하여 "충치예방을 위해 이를 닦자"라고 결론을 내면 안 된다. 이런 경우의 불화물 함유 치약을 교락인자라 한다. 교락인자를 제거하기 위해서는 치약을 사용하지 않고 이닦기를 하는 그룹과 이닦기를 하지 않는 그룹을 비교해야 한다.

일은 없었다. 이 실험으로 보면 충치예방을 위해서는 이틀에 한 번 치아 세균을 제거하면 충분하다고 결론을 낼 수 있다.

실제로 많은 일본 사람들이 매일 이를 닦음에도 불구하고 대부분의 사람이 충치에 걸린다. 이 사실을 설명하는 데에 '닦는 것과 닦이는 것은 다르다' 라는 논의가 있었다. 그런 말을 듣고 열심히 이를 닦아 준 어머니들도 있었을 것이다. "아이를 무릎에 눕히고, 반드시 마무리 이닦기를 해 주세요" 라고 지도 받고 충실하게 실행했지만 충치에 걸려버렸다. 고베시 서부보건소의 데이터를 보자. 3세 아동의 검진을 받으러 온 엄마에게 아이의 충치예방을 위해 어떤 것에 주의하고 무엇을 해왔나를 물었다. 충치가 없는 아이의 엄마 172명과 충치가 있는 아이의 엄마 172명이 대상이었다. 충치예방을 위해 이닦기를 주의해서 시켜 온 엄마는 충치가 없는 아이 그룹에서 72.9%, 충치가 있는 아이 그룹에서 73%로, 양 그룹 사이에 그리 차이가 없었다. 충치예방에 주의할 점으로서 이닦기를 시키면 충치가 없는 아이 그룹의 엄마가 될 확률과 충치가 있는 아이 그룹의 엄마가 될 확률이 거의 같다고 해석할 수 있다(그림 3-2). 이 사실로부터 이닦기만으로 충치예방은 전혀 될 수 없다고 생각하면 납득이 간다. 되도록 단 음식을 먹이지 않으려고 주의해 온 엄마와, 간식 시간을 일정하게 하도록 주의해 온 엄마는 충치가 없는 아이 그룹의 엄마가 될 확률이 높다.

충치를 예방하는 데 이닦기가 효과가 있다고 맹목적으로 믿어서 이닦기를 해도 충치에 걸려버리면 '닦는 것과 닦이는 것은 다르다' 라거나, '100% 이닦기', '치약을 묻히면 입 안에 거품이 가득 고여 오래 닦을 수 없으므로 치약 없이 이를 닦자' 라는 등의 여러 가지 변명을 생각해냈다. 이 변명의 진위 여부는 알 수 없다. 그런 것으로 성과가 올랐다는 사실이 나오면 생각해 볼 수도 있을 것이다. 그러나 그와 같은 평가를 한 연구는 매우 적으며, 바이어스(교락인자)에 걸린 데이터도 많다. 그림 3-3은 잇솔의 솔 굵기와 충치가 가장 걸리기 쉬운 어금니의 맞물리는 면에 있는 홈을 비교한 것이다. 맞물리는 면의 홈 안에 충치 병원균이 침입하고, 거

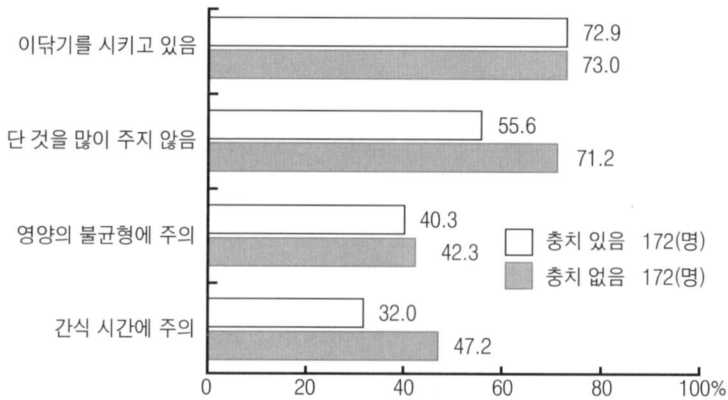

'3세 아동 우식 조사' 보고서, 고베시 서부보건소 1985. 3

그림 3-2. 3세 아동의 충치예방과 그 결과. 충치예방에 주의를 기울이는 것으로서 이닦기를 시켜도 충치가 없는 아이 그룹의 엄마가 될 확률은 오르지 않는다. 단 것을 많이 주지 않도록 하는 것과 식사 시간에 주의를 기울이면 충치가 없는 아이 그룹의 엄마가 될 수 있다.

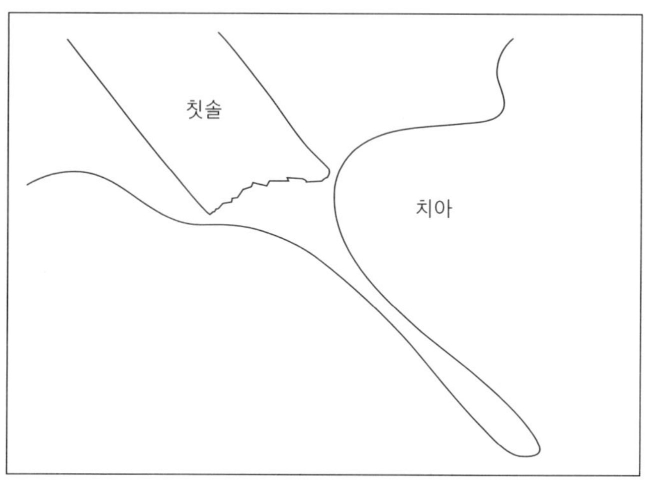

JADA 1984로부터 가공

그림 3-3. 치아의 홈과 잇솔 굵기의 비교. 치아의 맞물림 홈은 잇솔의 솔 한 올보다 가늘어 잇솔질로는 청소할 수 없다. 그러므로 이닦기만으로는 충치예방을 할 수 없다.

기에 설탕이 들어오면 세균은 설탕을 에너지원으로 이용하여 증식한다. 그 대사산물이 산이다. 어금니의 맞물리는 면에 있는 홈 근방 법랑질의 칼슘이 산에 용해되어 충치가 된다. 충치예방을 위해서는 이 홈 안의 세균을 제거하면 되지만, 홈의 폭보다 잇솔의 솔이 굵기 때문에 세균을 제거할 수 없다. 그러므로 이닦기만으로는 충치예방을 할 수가 없게 되는 것이다.

치아세균(플라그)이 생기는 과정

세균은 어느 누구의 치아에도 부착된다. 치아를 철저하게 닦았다 하더라도 그 직후 치아의 표면에 타액의 당단백이 부착하고, 그 위에 백혈구나 뮤탄스균과 같은 구균이 부착한다. 거기에 설탕 등의 당분이 오면 구균은 그 당분을 이용하여 점성이 있는 불용성 글루칸(※51)을 합성하여 세균끼리 모이기 쉽게 된다. 이 세균 덩어리를 플라그라 한다. 혀로 치아의 표면을 문질러 보면 까칠까칠하게 느껴지는 것이 숙성된 플라그이다.

입 안의 세균은 환경에 따라 구성이 달라진다. 설탕을 대량으로 섭취하는 사람의 입 안은 뮤탄스균이나 젖산균이 우세해지며, 거기에 생긴 플라그의 pH는 산성으로 충치발생에 관련하게 된다. 잇몸에 가까운 플라그에서는 잇몸열구(포켓)에서 나오는 조직액도 섞이고, 이들을 영양원으로 하는 치주병원균, 스피로헤타(※52) 등도 출현한다. 이 플라그의 pH는 알칼리성으로 충치를 만드는 플라그와는 세균의 조성이 다르다.

덴탈 플로스

치실이라고도 한다. 실을 치간부(치아와 치아 사이)에 넣어 치간 부위

※51 [불용성 글루칸] 세균이 생산하는 글루코스의 중합체. 점성이 있어 플라그가 생기는 과정에서 세균을 모으는 역할을 한다.

※52 [스피로헤타] 나선형으로 된 세균. 매독의 스피로헤타가 유명하다. 오염된 입 안에는 무독성 스피로헤타가 생긴다.

를 닦는 것이다. 치아와 치아가 접한 부분의 충치를 예방하기 위해 고안되었다. 불소가 별로 쓰이지 않았던 무렵에는 치간부 충치예방에 효과가 있었다. 지금은 불소함유치약이 보급되면서 불소 효과가 커서 치실의 효과가 약해졌다. 치주질환이 치간부에서 일어나는 점에서 치주병 예방에 치실이 권해지는데, 치간부 잇몸에 대한 마사지 효과가 적으므로 큰 효과는 기대할 수 없다.

설탕과 충치

설탕이 충치에 가장 큰 영향을 끼친다는 것은 이미 잘 알려져 있다. 설탕의 소비량과 충치의 증감은 비례한다. 도쿄치과대학의 구강위생학 교수였던 다케우치 미츠하루 선생은 그림 3-4 내용을 발표하였다. 제2차 세계대전이 시작되기 전, 일본인은 내핍생활을 강요당하여 설탕의 소비량이 줄었다. 이를 뒤쫓기라도 하듯 12세 아동의 충치도 감소하였다. 종전 후 경제부흥과 함께 설탕의 소비량이 증가하고, 그에 따라 충치도 늘었다. 그로부터 40년 정도 지나 설탕의 소비량이 당시의 구미 선진국보

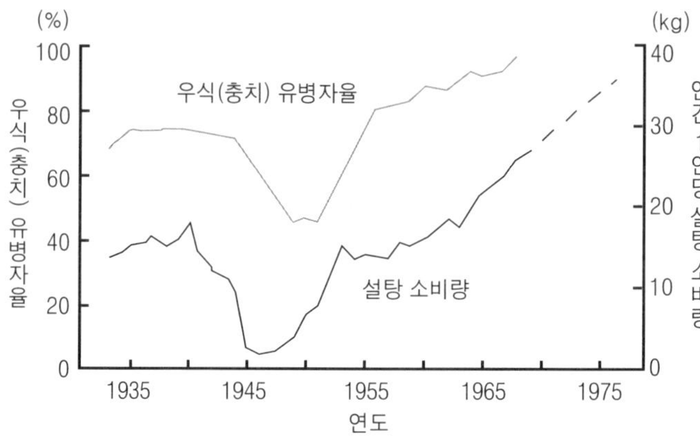

다케우치 미츠하루, 1952

그림 3-4. 연간 설탕 소비량과 12세 아동의 충치 유병자율. 설탕 소비량의 증감이 충치를 갖고 있는 환자 비율에 선행한다.

표 3-1. 12세 아동의 평균 충치 수와 불소함유치약의 시장점유율, 1인당 설탕 소비량

나라	충치 수 (개)	년	불소함유 치약 시장 점유율 (%)	년	1인당 설탕 소비량 (kg)	년
미국	2.6	80	84	84	36.2	82
오스트레일리아	2.8	83	94	82	51.6	〃
영국	3.0	83	95	82	44.4	〃
뉴질랜드	3.3	83	96	80	50.9	〃
스웨덴	3.4	82	80	82	43.8	〃
네덜란드	3.9	82	82	82	39.6	〃
핀란드	4.1	82	98	82	41.3	〃
노르웨이	4.4	82	70	83	34.1	〃
덴마크	4.7	81	95	82	42.0	〃
일본	5.9	80	15	83	26.1	〃

아사히신문, 1985. 04. 11

다 적음에도 불구하고 일본의 아이들은 충치가 많다고 알려진 시기가 있었다(표 3-1).

설탕의 소비량이 적음에도 불구하고 일본 어린이에는 충치가 많다는 점에서 설탕은 충치의 요인이 되지는 않는다고 결론을 내린 대학교수도 나왔다. 그러나 다케우치 선생은 설탕과 충치가 상관관계에 있는 것은 1인당 설탕의 연간 소비량 25kg 이하까지이며, 그 이상이 되면 그 관계는 보이지 않는다고 하였다. 도쿄치과대학의 미생물학 교수였던 다카조에 이치로 선생은 당시 일본에서는 불소함유치약의 보급률이 낮아 충치가 많이 발생하였다고 결론을 내렸다.

하나의 사실로부터 3인의 교수가 세 가지 결론을 냈다. 다케우치 선생과 다카조에 선생의 결론은 아직도 통용되고 있다. 과학적으로 생각할 때

사실을 기본으로 논리를 구성하여 결론에 도달하는 것이 통상적인 방법이다. 그러나 이 예에서도 알 수 있는 바와 같이 한 가지 사실로부터 두 가지 결론이 얻어지는 경우도 있다. 또 금방 부정되거나 무시되는 빗나간 결론도 있다. 학자가 말하는 것이라도 믿을 수 있는 설과 믿을 수 없는 설이 있다. 이를 판단하는 기준으로서 사실에 근거하는지 여부, 이야기의 맥이 통하는지 등이 있다. 하나의 사실을 기준으로 하는 것보다 두 가지, 세 가지 사실을 기준으로 구성된 논리는 틀릴 확률이 낮아진다. 사실에 근거하여 구성된 논리라도 틀릴 수 있으므로 사실에 근거하지 않는 논리의 구성은 모래 위의 누각이다.

2. 충치를 예방한다

충치예방법

어린이의 충치예방법은 크게 나누어 세 가지가 있다. 첫째는 불소함유치약의 이용이고, 둘째는 설탕의 섭취량을 줄이는 것이며, 셋째로 예방전색(豫防塡塞, 실란트)이다.

가장 효과적인 충치예방법은 불소함유치약의 이용이다. 이는 치아를 튼튼하게 함으로써 충치예방이 가능하다. 요즘 어린이 충치가 급격히 감소되었다. 그 이유는 불소함유치약이 시중에 나왔기 때문이다. 그림 3-5는 불소함유치약의 시장점유율과 어린이 충치의 관계를 나타낸 것이다. 불소함유치약이 시장에 나오면 나올수록 어린이 충치는 감소되었다.

불소함유치약의 바른 사용법으로서 우선 치아 전체에 치약을 바른다. 이것은 불소와 치아의 반응시간이나, 비누의 역할을 하는 계면활성제와 치아세균(플라그)의 반응시간을 길게 하기 위해서이다. 다음으로 순서를 정해 이닦기를 시작한다. 우선 오른쪽 윗니의 바깥쪽에서 닦기 시작했다면 윗니의 바깥쪽을 오른쪽에서 왼쪽으로 차례대로 닦아 간다. 왼쪽 위

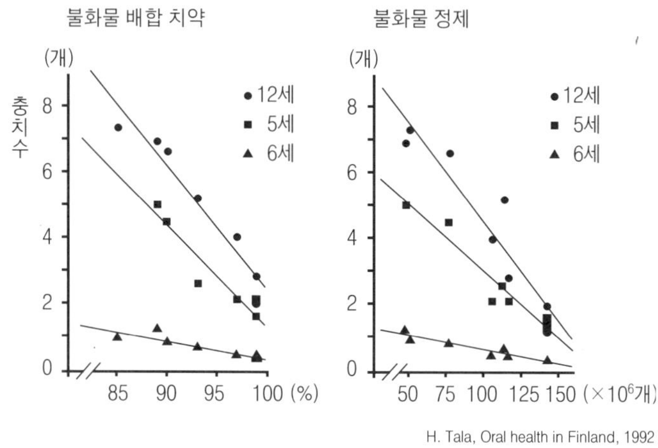

그림 3-5. 불소함유치약의 시장점유율과 충치 수. 불소함유치약이 시장에 나오면 나올수록 충치가 감소되고 있다.

바깥쪽의 어금니가 끝나면 왼쪽 위 어금니의 안쪽으로 옮겨 왼쪽에서 오른쪽으로 차례대로 닦아 간다. 마지막으로 위 어금니의 맞물리는 부분을 닦고, 오른쪽 아래 어금니의 바깥쪽으로 간다. 아래쪽 어금니의 바깥쪽을 오른쪽에서 왼쪽으로 진행하고, 이어서 안쪽을 왼쪽에서 오른쪽으로 닦는다. 마지막으로 아래 어금니의 맞물림 부분을 닦는 식이다.

또 설탕의 섭취를 적게 하면 충치를 줄일 수 있게 된다. 식사 때의 설탕은 충치와 별로 관계없으며 간식에서 섭취가 문제가 된다. 특히 점착성을 가진 설탕식품, 예를 들어 누가, 캐러멜 등은 매우 주의해야 한다. 또 청량음료나 스포츠음료에는 설탕이 대량으로 포함된 것이 많아서 주의해야 한다. 최근 이들 점착성 식품에 설탕을 사용하지 않고 자일리톨(※53)이나 아스파탐(※54) 등의 대체감미료를 사용하기 시작했다. 이러한 식품을

※53 [자일리톨(Xylitol)] 독일어 발음은 키실리톨. 자작나무나 떡갈나무의 껍질에서 얻어지는 5단당 알코올. 설탕에 가까운 단맛을 가지나 칼로리는 설탕의 1/5로, 충치균이 분해할 수 없으므로 충치예방에 쓰인다.
※54 [아스파탐(aspartame)] 아미노산에서 유래하는 인공감미료. 단맛은 설탕의 200배. 입으로 섭취한 경우, 분해도 대사도 되지 않고 배출된다. 또 급성 독성이나 만성 독성도 없다.

권하고 싶다.

예방전색은 충치에 걸리기 쉬운 어금니의 맞물리는 면에 있는 홈을 미리 메워버리고, 치아의 형태를 바꾸어 충치를 예방하고자 하는 것이다. 이는 치아가 나온 직후에 치과에서 시술 받는 것인데, 치아 한 개당 15분 정도 걸린다. 치아의 홈 부분을 산으로 거칠게 한 후 레진을 도포하고 경화하는 방법이다.

불소의 충치예방 효과

불소는 칼슘과 결합하기 쉽다. 치아에 불소가 결합하면 타액의 칼슘이 치아의 불소 주변에 모여든다. 그리고 한번 용출됐던 칼슘이 다시 치아에 침착된다. 때로는 용출된 이상으로 침착하는 경우도 있다. 이를 치아의 재석회화라 한다.

치아 법랑질의 주성분인 수산화인회석(※55)은 산의 작용을 받으면 인산칼슘이 되어 용해되어 버린다. 그러나 수산화인회석에 불소가 작용하면 불화인회석(※56)이 생긴다. 이 불화인회석은 산의 작용을 거의 받지 않기 때문에 충치에 쉽게 걸리지 않는 치아가 된다.

불소와 치아불소증

불소가 충치예방에 효과적인 점은 불소의 만성 중독 조사에서 알게 되었다. 특정 지역의 어린이들에서 백탁(白濁)이 진 치아(반점치)가 생겼다(그림 3-6). 그러다 그 지역의 하천이 가뭄으로 말라버렸다. 그래서 새로운 수원을 찾아 물을 끌어 식수로 사용하자, 그 이후에 태어난 아이들에게는 반점치가 생기지 않았다. 미국의 이야기이다. 이 사실로부터 반점치

※55 [수산화인회석] 인회석의 일종. $Ca_{10}(PO_4)_6(OH)_2$. 인간의 조직 중에서 가장 단단한 치아의 법랑질 주성분이다.

※56 [불화인회석] 수산화인회석에 불소가 작용하여 생긴다. 산에 강하며 탈석회화(※21)의 영향을 받지 않는다.

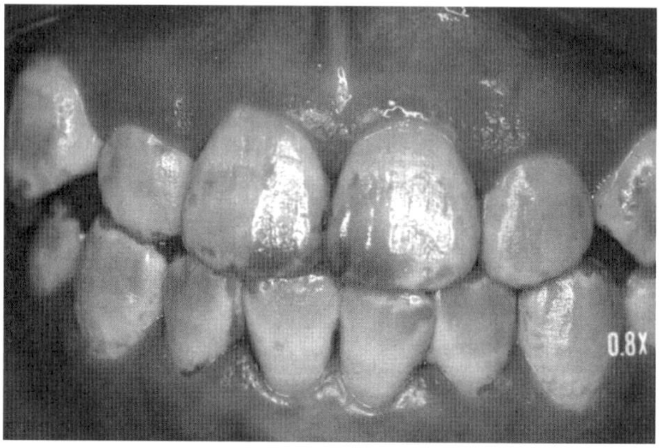

그림 3-6. 치아불소증. 음료수 중의 불소의 영향으로 법랑아세포의 성장이 저해되어 투명도가 없는 법랑질이 생긴다. 미백치료를 한 치아와 닮았다. (모리모토 모토이 니혼대학 명예교수 제공.)

의 원인은 음료수에 있음을 알게 되었다. 더욱이 반점치의 발생은 6세 무렵까지 그 물을 마신 아이들에서만 한정된 것이었다. 마침 그 무렵에 쥐에게 불소를 먹이자 아래쪽 앞니에 흰 선이 생겼음이 알려졌다.

1940년 무렵에 딘(※57)은 반점치를 조사하고 음료수 중의 불소농도를 측정하여 불소농도가 높은 지역일수록 반점치의 출현율이 높음을 알았다. 그 결과 마시는 물속에 불소가 들어 있으면 반점치가 생기는 것으로 추론하였다. 상관관계가 있는 것만으로 인과관계까지 논할 수는 없으나, 쥐에게 불소를 먹이자 반점치가 생겼다는 실험이 있었으므로 반점치의 원인은 음료수 중의 불소라는 결론에 이르렀다. 반점치는 치아가 아직 턱뼈 안에 있을 때 일어난다. 치아의 법랑질을 만드는 법랑아세포(※58)는 불소에 매우 약하다. 법랑아세포가 정상적으로 기능하면 투명한 법랑질이 되지만, 어느 농도 이상의 불소가 혈액 중에 있으면 법랑아세포는 정

※57 [딘] H.T. Dean. 음료수 중의 불소농도와 치아불소증의 관계를 역학적으로 증명하였다. 또 불소의 충치예방 효과를 확실하게 규명하였다.

※58 [법랑아세포] 치아 법랑질의 기본이 되는 세포.

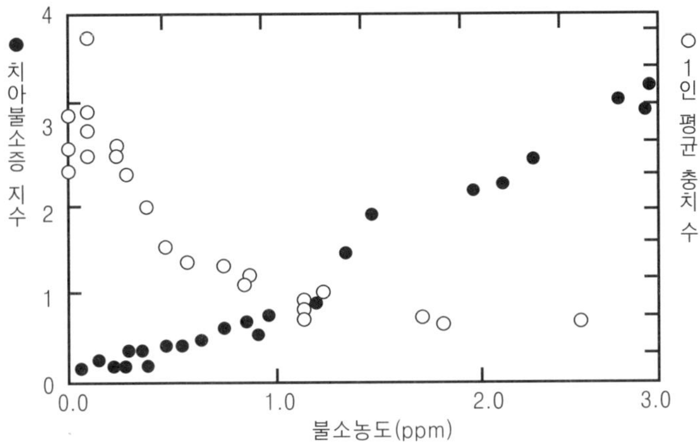

AASP 1942, ID 1942로 작성

그림 3-7. 음료수 중의 불소농도와 충치, 치아불소증. 치아불소증의 발생률이 적고, 충치 발생이 적은 불소농도로서 1ppm이 선택되었다.

상적으로 기능하지 못하고 법랑질의 형성이 불충분해져 백탁화하거나 울퉁불퉁한 치아가 나온다. 법랑아세포는 치아가 잇몸 밖으로 나오면 없어져버리므로 그 이후 치아가 불소의 해를 입는 일은 없다.

실제 반점치는 법랑아세포가 활동하는 6세 정도까지 불소가 든 음료수를 마신 사람에게 일어난다. 초등학교에 입학한 후 불소가 함유된 수돗물을 마셔도 반점치가 나오는 일은 없다. 반점치는 불소 이외의 원인, 예를 들어 고열이 나는 질환이나 영양부족 등으로 발생하기도 하므로 불소에 의한 반점치를 치아불소증이라고 불러서 구별한다.

또 딘은 불소농도가 높은 지역의 어린이에서 충치가 적은 것을 알게 되었다. 이 점에서 그는 불소의 충치예방 효과를 발견하였다. 그래서 반점치가 되지 않는 농도에서 충치예방이 가능한 불소농도를 찾아내면 도움이 될 것으로 생각했다. 그 결과, 불소농도가 1ppm(part per million: 1/100만)의 수돗물을 마시면 반점치가 되지 않고 충치예방이 가능한 것으로 추론하였다(그림 3-7).

1945년 무렵 미국에서 수돗물에 불소를 넣어 충치를 줄이는 실험이 실시되어 성공하였다. 그 이후 미국과 캐나다를 중심으로 하여 수돗물에 불소를 첨가하는 것이 세계적으로 확대되었다. 유럽에서도 수돗물 불소첨가가 실시되었으나, 스웨덴에서는 1990년경 그린피스 활동에 호응하여 불소첨가를 중지하였다(※). 그럼에도 불구하고 어린이의 충치가 계속 감소되고 있다. 이는 불소함유치약의 보급에 의한 것으로 생각된다.

※역자 주) 아일랜드에서는 모든 정수장에서 불소를 첨가하고 있으며, 영국에서도 상당히 많은 정수장에서 불소를 첨가하고 있다.

제 4 장

사람의 일생,
치아의 일생

1. 평생 자신의 치아로 먹기 위하여

평생 자신의 치아로 먹기 위해서는 충치와 치주질환 예방이 중요하다. 충치나 치주질환에 걸리면 가능한 한 이를 깎거나 뽑지 않고, 잇몸을 자르지 않는 치과의원을 선택할 필요가 있다. 최근에는 informed consent(설명을 들은 후의 환자 동의)라 하여 치과의사가 치료하기 전에 반드시 어떤 치료를 할지 설명하게 되어 있다.

그때 이를 깎거나 뽑지 않고 잇몸을 자르지 않는 치료를 부탁해야 한다. 그래도 납득이 가지 않을 때는 다른 치과에서 second opinion(두 번째 의견)을 들어본다. 즉, 다른 치과의사에게 의견을 구하는 것이다. 이때 어느 정도 경력이 있는 치과의사를 선택하는 것이 좋다. 두 치과의사의 의견이 일치하면 그 치료를 받는다. 그러나 의견이 다르다면 자신이 선택하거나 제3의 치과의사를 찾는다.

충치는 앞에서 말한 바와 같이 설탕의 섭취량을 되도록 줄이는 것과 불소함유치약을 사용함으로써 예방할 수 있다. 설탕 섭취에 있어서 특히, 청량음료나 스포츠음료는 설탕이 들어 있는 것이 있으므로 주의한다. 또, 간식으로 이와 같은 것들을 섭취하면 충치에 걸리기 쉽다.

식사 시의 단 음식의 섭취는 충치와는 별로 관계가 없다. 1950년, 스웨덴 룬드시 교외의 뷔페폴름이라는 정신병원에서 충치의 인체실험이 실시되었다. 입원환자를 대상으로 하루 30g의 설탕을 간식으로 부여한 그룹과 식사 시에 부여한 그룹의 충치 발생 과정을 비교하였다. 식사 시에 설탕을 부여한 그룹에서의 충치 증가는 별로 없었으나, 간식으로 설탕을 부여한 그룹에서는 확실한 충치 증가가 있었다. 식사 시의 설탕은 다른 식품에 의해 희석되기 때문에 산의 생산이 적었던 것으로 생각된다. 이에 반해 간식의 설탕은 희석되는 일 없이 고농도인 상태로 세균의 작용을 받아 다량의 산이 만들어진 것으로 생각된다.

예전에 충치예방 강연회에서 "단 음식을 아이들에게 주면 충치가 생기므로 최대한 주지 않도록 해주십시오"라고 말하자, 객석의 한 사람이 "당신은 치과의사지 않소. 치과의사라면 단 것을 먹어도 충치가 생기지 않는 방법을 생각하시오"라고 말했다. 실은 단 것을 먹어도 충치가 생기지 않는 방법이 있다. 한 가지는 불소화물을 응용하는 것이고, 다른 한 가지는 대체당을 이용하는 것이다. 불소화물을 응용하는 방법에는 불소함유치약이 있다. 치약에 넣는 불소화물은 불화나트륨(NaF)과 불화인산Na(MFP)으로, 치약의 겉 포장에 NaF 또는 MFP라 적혀 있다. 이를 선택하여 사용하기 바란다. 그리고 그 치약을 모든 치아의 모든 표면에 도포한 후에 잇솔질을 한다.

대체당으로는 자일리톨이 대표적이다. 자작나무에서 취한 것으로 설탕과 거의 비슷한 맛이 있다. 충치는 세균이 설탕을 발효시킨 산에 의해 발생하는데, 충치균은 자일리톨을 이용하지 못하기 때문에 산이 만들어지는 일은 없다. 또, 자일리톨에는 충치균에 대한 성장 억제작용도 있다.

치주질환은 잇솔질의 기계적 자극에 의해 잇몸을 강화시키는 것으로 예방할 수 있다. 잇몸이 통상적인 신진대사를 하고 있으면 염증이 일어나는 일은 없다. 잇몸의 신진대사를 유지하고 높이기 위해서는 잇솔의 솔끝으로 잇몸을 자극해야 한다. 잇솔질의 작용은 솔 끝이 닿는 곳으로 한정되어 있으므로 솔 끝을 치아와 치아 사이에 삽입할 필요가 있다. 즉, 「와타나베식 잇솔질요법」을 사용할 것을 권장한다. 그 밖에도 전기자극, 온열자극이나 비타민 C 등의 스카벤저(※59) 등에도 세포분열을 촉진하는 작용이 있으나, 잇솔질 효과만큼은 되지 못한다. 그리고 이들은 각각 작용점이 다르므로 병용할 수 있다.

※59 [스카벤저] 체내의 불필요한 물질이나 독성물질을 처리하는 기관, 세포, 물질.

2. 임산부의 구강보건

모자건강수첩

임신한 사실을 알게 된 경우, 살고 있는 시 · 구 · 동 · 읍 사무소에 절차를 밟아 신청하면 국적, 연령과 상관없이 모자건강수첩을 발급해준다. 이 수첩에 쓰여 있는 대로 서비스를 받으면, 나라에서 주는 여러 가지 혜택과 보호를 무료로 받을 수 있다. 일본의 경우 이 수첩이 보급되면서 신생아 사망이 급격히 감소하고, 세계 제일의 장수국가가 되었다고 해도 과언이 아니다. 이 수첩의 유효성이 세계적으로 인정되어 많은 나라에서 거의 비슷한 시스템 내용으로 서비스가 제공되었다. 이는 일본이 세계에서 선구적으로 실천하여 모범을 보인 것이다.

임신성 치은염

임신을 하면 치은염이 악화되는 경우가 있다. 이를 임신성 치은염이라 한다. 호르몬의 균형이 평상시와 달리 치주병원균이 번식하기 쉬운 환경이 되고, 신체의 저항성이 떨어지기 때문이라고 생각된다. 임신 중이라도 정성껏 올바른 잇솔질을 하면 치은염에 걸리는 일은 없다.

중증의 치주질환

임산부가 중증의 치주질환에 걸린 경우 각별한 주의가 필요하다. 이는 저체중아 출산이나 조기출산의 확률이 높아지기 때문이다. 조기출산이나 저체중아 출산이 많은 점에 대하여 그 인과관계는 아직 잘 알려져 있지 않다. 그러나 치주병원균이 생성하는 균체내독소에 치은세포가 반응하여 사이토카인을 생성하고, 이것이 몇 단계의 과정을 거쳐 조기출산이나 저체중아 출산에 영향을 끼치고 있는 것으로 생각된다. 치주질환의 치료에 따라 이들을 예방할 수 있다. 특히 잇몸에 출혈이 있는 사람은 그 부위에 궤양이 생겨 균체 내 독소의 영향을 받기 매우 쉬우므로 잇몸출혈을 조기에 치료하는 것이 중요하다. 이를 위해 「와타나베식 잇솔질요법」을 사용하는 것이 효과적이다. 상피세포나 혈관내피세포가 증식하여 잇몸출혈을 없애고, 균체 내 독소를 생성하는 치주병원균의 영양을 단절시켜 병원균의 증식을 억제한다. 이로써 치주질환의 증세는 가벼워진다.

3. 영유아의 구강보건

아기 입 안의 세균

출생 직후의 아기 입 안은 무균 상태다. 그러나 출생 후 5~6시간이 지나면 구강 내에서 세균을 분리해낼 수 있다. 인간에게 있어 세균의 정착은 매우 간단히 일어난다. 우리는 태어나서 죽을 때까지 세균과 함께 생활해 간다. 무균적인 환경은 인간에게 있어서 비정상적인 상태다. 무수히 많은 세균의 종류 중에서도 병원성이 있는 세균은 극소수이며 대부분의 세균은 인간에게 무해하다. 이 지구상에 세균이 먼저 정착했으며 그 후에 인류가 출현하였다. 인류가 세균이 살고 있는 환경에 들어온 것이라 말할 수 있다. 어떤 종류의 세균을 일시적으로 물리쳤다 하더라도 세균의 구조는 단순하므로 간단히 변이되어 새로운 종을 만들어 번식해 간다. MRSA가 그 대표적인 예다. 그러므로 세균과의 공존을 생각하는 것이 바람직하다. 최근 항균제품이 시중에 나돌고 있으나, 병원성이 있는 균만을 살균하는 것이 아니고 공존하는 세균까지 없애버린다. 비병원성 균을 없애버리면 이를 대신하는 새로운 세균이 무성해진다. 이 현상을 '균교대 현상'이라 하는데, 입 안에 곰팡이가 생겨 하얀 막을 친 것처럼 된다(구강칸디다증 ※60).

※60 [구강칸디다증] 칸디다라고 하는 곰팡이의 일종에 의해 발생하는 감염증. 구강 내 상재균이 없어지면, 얇게 눈이 쌓인 듯한 형태의 백색 이끼와 같은 것이 혀 안쪽이나 볼쪽 점막에 부착된다.

사람에 정주하는 세균의 종류는 섭취하는 음식이나 환경에 따라 달라진다. 충치균은 자연계의 어디에나 있으나, 설탕과 같이 단 것을 자주 먹는 사람의 입에서는 뮤탄스균이 우세해진다. 아니, 오히려 설탕이 없으면 뮤탄스균은 살아갈 수 없다. 그러므로 설탕의 섭취량을 줄이면 뮤탄스균은 자연히 감소된다.

뮤탄스균은 모자 전파된다고 하는데 이것은 당연한 일이다. 설탕을 자주 섭취하는 엄마의 입 안은 뮤탄스균이 우세해진 상태이다. 영유아가 설탕을 많이 섭취하면 뮤탄스균이 생식하는 데 절호의 환경이 된다. 그러한 입 안에 누구의 뮤탄스균이 이식되는가 하면, 바로 엄마 입 안의 균이 옮아갈 확률이 가장 높다. 뮤탄스균은 모자 전파되는 것이 당연하다면 당연한 것이다. 따라서 이유식을 줄 때 아기 전용 스푼을 매번 소독해야 한다고 하는 이론은 반드시 타당하다고는 할 수 없다. 인간은 세균과 공존하고 비병원균의 도움도 받으며 산다. 무균 상태에서의 생활은 불가능하다.

모유보육

일반적으로 신생아는 3시간 간격으로 젖을 먹으며, 하루 8회의 식사를 한다. 이는 엄마에게 있어서 힘든 일이다. 젖을 주는 시간은 아침 9시, 점심 12시, 오후 3시, 저녁 6시, 밤 9시, 12시, 새벽 3시, 이른 새벽 6시의 8회다. 그 사이에 기저귀를 갈아주지 않으면 아기는 불쾌감을 느낀다. 한편 엄마는 남편의 식사 준비, 세탁, 목욕 준비도 해야 한다. 아기가 성장함에 따라 식사 횟수는 8회에서 점차 줄어 마침내 3회가 된다. 그러나 아기는 위도 작고, 간장도 작으므로 몇 번에 나누어 균형 잡힌 식사를 할 필요가 있다.

아기는 태어나자마자 젖꼭지를 찾아 빨기 시작한다. 그리고 입 가득히 볼에 힘을 주어 필사적으로 빨다 지치면 젖에서 입을 뗀다. 이 젖을 빠는 운동으로 볼의 근육이 발달하고, 턱도 커진다. 이 운동이 부족하면 손가락을 빨게 된다. 어렸을 때 젖병을 빨며 자란 아이에게 손가락을 빠는 습관이 많이 보였다. 왜냐하면 고무젖꼭지의 구멍이 크기 때문에 단시간에 필요한 양의 분유를 마셔버려 턱의 근육이 충분히 피로해지지 않기 때문이다. 그 불만을 해소하기 위해 손가락을 빠는 것이라 한다. 아기의 정신적인 안정성 측면에서 생각하면 엄마의 젖을 대신할 수 있는 것은 없다. 엄마의 젖 대신 고무젖꼭지만 사용하는 아기는 가엽다.

젖을 빠는 운동은 본능적인 것이나, 물건을 씹는 행위에는 학습이 필요하다. 모유와 같은 액상에서 이유식과 같은 죽 상태로 이행하게 되는데, 이 단계에서 식품을 삼키는 습관이 생긴다. 생후 4~5개월 무렵의 아기는 아무것이나 입에 넣으려 한다. 그럴 때 당근이나 셀러리를 아기에게 쥐어주면 그것들을 빨기 습득한다. 어떤 사람은 당근이나 셀러리의 맛에 익숙해진 아기는 편식이 없어진다고 주장한다. 18개월이 되면 유치의 어금니가 생겨 저작(씹기)을 습득한다. 이 시기에는 엄마에 의한 훈련이 중요해진다. 이유식을 줄 때도, 저작훈련을 할 때도 충분한 시간을 들여 천천히 씹도록 훈련시키기 바란다.

모유는 그것만으로도 아기가 건강하게 자라는 완전영양식품이다. 모유가 충분히 나오지 않거나, 모유만으로는 영양이 불충분해지면 분유로 보충하는 경우가 있다. 분유는 우유로 만들어졌다는 것을 인식하고 먹일 필요가 있다. 우유는 송아지에게는 완전영양식품이지만, 인간의 아기에게는 보조식품에 불과하다. 우유에 많이 함유된 카제인(※61)은 아기의 위에 들어가면 커드(curds)라는 단단한 덩어리가 되어 소화불량을 일으킨다. 그래서 개량을 거듭하여 소프트 커드가 되도록 하였다. 또, 과거에 우유에는 갈락토오스(※62)가 부족하였다. 갈락토오스는 뇌에 많이 함유되어 있다. 인간의 아기는 송아지 이상으로 갈락토오스가 필요한 것이다. 송아지의

※61 [카제인] 우유나 치즈에 함유된 인단백질의 일종. 유단백질의 80%를 차지한다.
※62 [갈락토오스] 뇌당이라고도 불리며, 뇌에 함유되는 당지질이나 세포막을 구성하는 당단백질의 성분이기도 하다. 유선을 통과하면서 글루코오스(포도당)가 갈락토오스로 변환된다.

뇌와 아기의 뇌는 그 구조와 기능이 다르다. 그래서 분유에 갈락토오스를 첨가하여 머리 좋은 아이로 키우고자 하였다. 그러나 탄수화물을 대량으로 섭취하니 아기가 통통하게 살이 찌기 시작했다. 모유를 먹는 아기는 그렇게 살이 찌지 않으므로 모유만으로는 영양부족이 될 거라는 주장도 제기되었다. 옛날에 건강한 우량아로 통통하게 살이 찐 아기가 선발된 것은 분유가 보급되기 시작하면서 생긴 현상이다. 지금은 그러한 견해가 없어졌다. 오히려 통통하게 살이 찐 아기는 비만아로 고생하는 경우가 많다.

분유도 제조회사가 열심히 공들인 연구로 이들 문제점을 극복해왔다. 그러나 아직 면역 분야에서는 미해결인 부분이 남아 있다. 태어나서 생후 6개월간 아기가 별로 열이 나는 일이 없는 것은, 엄마에게 받은 면역물질과 모유에 함유된 면역물질이 기능하기 때문이다. 그러나 소가 걸리는 병과 인간이 걸리는 병은 다르다. 분유에는 소가 걸리는 병의 면역물질이 함유되어 있지만, 인간이 걸리는 병의 면역물질은 들어 있지 않다. 그러므로 필히 모유보육을 실천하기 바란다.

또, 젖병을 열탕 소독하는 경우가 있는데, 최근 비스페놀(※63)이란 화학물질이 용출되는 젖병이 있다고 한다. 이 물질은 최기성(유전자변이를 일으키는 성질)이 있어 아기가 섭취하는 것은 별로 좋지 않다고 한다. 이 점에도 주의할 필요가 있다.

이유

요즘 아이들의 턱은 작다고들 하는데, 이는 부모가 아이들에게 단단한 것을 먹이지 않고 있다는 점과 젖병으로 분유를 먹이기 때문이다. 젖병으로 먹으면 별로 힘을 들이지 않아도 분유를 먹을 수 있다. 또, 연한 것만 먹이면 잘 씹지 않고 삼키게 되어 턱뼈의 발달에도 영향을 미치게 된다.

※63 [비스페놀] 에폭시수지 등의 원료로 내분비 교란 화학물질이며, 태아나 임산부에 대한 영향이 우려되고 있다.

턱이 작으면 난항치가 된다. 한편, 자일리톨이 함유된 껌은 턱의 발육에 효과적이다. 씹는 운동은 뇌의 자극에도 도움이 된다. 자일리톨은 뮤탄스균의 증식을 억제한다. 그러나 너무 많이 섭취하면 설사를 할 수도 있으므로 주의를 요한다.

옛날에는 이유식이 끝나고 어른과 같은 식사가 시작되면 3회의 식사와 더불어 간식을 먹였다. 그런데 간식은 대부분 단 음식이어서 영양의 균형이 깨지기 쉬웠다. 스포츠음료나 청량음료도 간식으로 많이 마시게 했으나, 이들이 뮤탄스균을 생식시켜 충치를 만들었다. 간식은 오전 10시와 오후 3시의 식사로 이해하는 것이 중요하다. 매번 간식을 만드는 것은 힘든 일이지만, 어제 남은 식사의 일부를 10시와 3시의 간식으로 나누어 주도록 하면 균형 잡힌 식사를 할 수 있다.

유치가 나기 시작하는 것은 생후 6개월 무렵부터인데, 개인차가 있어 생후 1년이 지나서 나기 시작하는 아이도 있다. 아래쪽 앞니부터 나기 시작해 위쪽의 2개, 이어서 위에 2개가 더 난 후에 아래쪽 앞니가 난다. 18개월 무렵에 제1유구치가 나고, 2년 6개월이 되면 제2유구치가 나와 전체 유치 20개가 모두 나온다. 유치가 나는 것은 끝나지만, 이 치아들로 5~10년간은 써야 한다. 그 사이에 되도록 충치가 생기지 않도록 주의할 필요가 있다. 유치 아래에 영구치의 싹이 생기고, 나중에는 유치의 뿌리를 흡수한다. 뿌리가 흡수된 유치는 흔들리기 시작하고 결국 빠져버린다. 아래쪽 유치가 빠지면 지붕으로, 위쪽 유치가 빠지면 마루 아래로 던지면 건강한 영구치가 나온다고 전해지는 지방도 있다.

때로는 영구치의 싹이 없어 유치의 뿌리가 흡수되지 않는 치아도 있다. 이런 경우 평생 이 유치를 사용하게 되므로 유치의 수명이 5~10년이라 생각하고 가볍게 여기면 안 된다. 영구치 싹이 없는 유치는 저작(씹기)기능을 충분히 발휘할 정도로 튼튼하다. 이는 유치의 경우 오랫동안 타액과 접하여서 석회질화가 충분히 이루어져 단단하며, 치근흡수도 일어나지 않기 때문이다. 따라서 영구치와 비교해도 기능 면에서 아무 손색이 없다.

치아의 석회질화

단단한 치아도 처음에는 연한 세포로부터 만들어진다. 정자와 난자가 결합하여 세포분열이 일어나 입에서 엉덩이까지의 튜브가 생긴다. 그리고 입 부분에 해당하는 곳의 세포가 분화하여 치아의 원기(原器)가 된다. 더욱 발달하면 치아의 형태로 되나 아직 연하다. 여기에 혈액이 운반한 칼슘이 침착되어 점점 단단해진다. 이를 석회질화라 한다. 유치의 석회질화는 태아 때 일어나고, 영구치는 출생 후에 일어난다. 이 석회질화는 치아가 나와도 계속된다. 유치나 맹출 직후의 치아가 충치가 되기 쉬운 것은, 타액과 접촉하는 시간이 짧아 석회질화가 불충분하기 때문이다. 산에 의한 탈석회화가 일어나면 치아의 일부가 용해되어 충치가 된다. 어린이는 충치가 발생하기 쉬우나 어른이 되면 충치가 그다지 진행하지 않는 것은, 어른의 치아는 석회질화가 충분히 이루어져 있어 일시적으로 산에 의한 탈석회화가 일어나도 치아의 일부가 없어질 정도까지는 이르지 않고 다시 타액의 칼슘이 침착되어 석회질화가 일어나기 때문이다. 이때 불소가 있으면 보다 석회질화가 빠르게 진행되어 이전보다 더 단단해진다. 따라서 치아가 난 직후의 불소화물 구강세정이나 불소함유치약의 이용을 권장하는 바이다. 또 우유를 섭취하면 치아의 석회질화도 진행하여 쉽게 충치에 걸리지 않게 된다.

영유아 검진

모자건강수첩에 따라 1.5세 건강검진, 2세 건강검진, 3세 건강검진을 받으면, 그 중에 치과검진도 포함되어 있다. 이 중에 1.5세 검진과 3세 검진은 유치를 충치로 만들지 않기 위해 특히 중요하다.

생후 6개월에서 1년 6개월까지는 유치가 빠른 속도로 나오는 시기로서, 16개의 치아가 고르게 나와 일단락 지어진다. 그리고 어른과 같은 음식을 먹기 시작한다. 이 무렵 구강관리가 좋지 않은 경우에 충치가 생기는데, 이는 매우 드문 일이다. 이와 같이 높은 위험도의 영유아에 대해서는 모친이나 양육자에 대한 교육이 효과를 발휘한다. 특히, 설탕 제한이 그렇다. 간식을 포함한 식사 내용을 조사하여 구체적인 개선책을 제시해 받을 필요가 있다. 1.5세 검진에서는 충치가 되기 쉬운지의 여부를 배우고, 그 대책을 세울 필요가 있다. 특히 설탕의 섭취제한과 불소화물의 응용은 효과적이다.

2.5세에는 마지막 유구치가 난다. 그 상황의 체크와 앞으로의 충치예방책의 확인을 위해 3세 검진을 활용한다. 1.5세 검진부터 1년 반이 경과한 치과보건 상황을 평가하는 데 절호의 기회이다. 가능하면 불소도포를 받을 것을 권한다.

영유아 검진 시에 우식활동성 시험(※64)을 하는 경우가 있는데, 충치예방에 직접적인 의미는 없다. 이는 타액이나 플라그를 채취하고 설탕과 함께 배양하여 어느 정도의 pH 저하가 일어나는가를 조사하는 것으로, 시료 중의 뮤탄스균의 수에 비례한다. 뮤탄스균은 설탕을 많이 섭취하는 아이의 입 안에 많이 생기므로 그 아이의 설탕 섭취 상황이 반영된다. 우식활동성 시험이 양성인 경우는 설탕의 섭취량을 줄이고, 불소함유치약의 사용도 잊지 않도록 해야겠으나, 판정이 음성이라도 양성의 경우와 마찬가지로 주의해야 한다.

4. 학령기의 구강보건

학령기의 충치

초등학교에 입학할 무렵이 되면 유구치의 뒷부순(후방)에 큰 치아가 나온다. 이것이 영구치의 제1대구치다. 새로 나온 치아가 아니고 유치와 같

※64 [우식활동성 시험] 개인의 충치 발생 정도나 충치 상황을 조사하는 것.

은 제1차 치아지만 대생치(간니)와 구분하여 가생치라 한다. 중학교에 입학할 무렵, 제1대구치의 뒤쪽에 또 하나의 제2대구치가 나온다. 제1대구치가 나온 후 제2대구치가 나오는 동안 유치를 갈게 되고, 초등학교 때 영구치의 거의 대부분이 갖추어진다. 그리고 고등학교를 졸업할 무렵에 제3대구치가 나오는 사람도 있다. 부모도 모르는 이(우리나라에서는 사랑니)라고 하는데, 부모가 아이의 치아에 관심을 보이지 않게 될 무렵에 나오므로 부모는 그 치아가 난 것을 모른다.

학령기에 제일 조심해야 하는 것이 충치다. 충치는 치아가 난 후 3년 이내에 가장 잘 발생하기 때문이다. 특히 이 무렵에 발생하는 충치는 치아의 맞물림 홈에 잘 일어난다. 충치예방의 상세한 내용은 제3장에서 서술했으나, 되도록 설탕을 섭취하지 않는 것과 불소를 이용하는 것이다. 불소함유치약으로 치아의 맞물리는 홈을 잘 닦을 수 있도록 주의를 기울여야 한다.

불소화물 구강세정을 실시하는 초등학교가 있다. 의외로 충치예방 효과가 있다. 불소의 이용에 반대하는 사람들이 있어, 그 사람의 아이들에게는 불소화물로 구강을 세정하는 대신 물로 입가심을 시키는 학교가 있는데, 되도록 불소화물 구강세정에 꼭 참가하길 바란다. 불소화물의 이용에 반대하는 사람들의 이론적 배경은, 독극물인 불소를 사용하는 것은 말도 안 된다는 점과, 전체주의 이념 아래 개인의 자유를 뺏는 것은 좋지 않다는 점, 학교는 교육의 장이지 건강관리의 장이 아니라는 점 등이다. 이 주장을 받아들여 요령 있게 불소를 응용하는 방법은 얼마든지 있다. 하나의 집단 전원이 모두 동일한 것을 해야 할 필요는 없다.

불소는 독극물로 지정되어 있으며 소량으로도 급성 중독을 일으킬 수 있다. 구토, 유타(침흘림), 복통, 오한 전율을 일으키며, 마지막엔 죽음에 이르는 경우도 있다. 만성 중독으로는 골경화증이나 치아의 불소증이 있다. 과학이 진보하지 않았을 때는 독물은 조금이라도 들어 있어선 안 된다는 독물 제로 지향, 위험성 제로 지향이 강했다. 그러나 과학이 진보하고 정량화가 발전하자 독물이라도 어느 정도의 양이면 건강증진에 도움이 되며, 또 장애를 일으키지 않음을 알게 되었다. 이것이 독극물 제어 지향이다. 진통제도 기침을 멎게 하는 것도 독물이지만, 양을 조절함으로써 보다 나은 약으로서 작용한다. 불소화물을 올바르게 제대로 사용함으로써 건강증진이 도모되는 것이다.

치열교정

치열을 교정하는 데 건강보험은 적용이 안 된다. 모두 자비로 해야 한다. 위턱이 튀어나온 돌출치아(뻐드렁니), 아래턱이 나온 옥니(안으로 굽은이), 난항치 등이 교정치과치료의 대상이다. 교정치료가 효과적으로 가능한 연령은 초등학교 때이므로 걱정스러울 때는 교정치과 전문의에게 상담하는 것이 좋다. 최근에는 턱뼈를 절개하여 앞니를 내리거나, 임플란트시술을 하는 치료법도 나왔다.

5. 청장년기의 구강보건

높은 치주질환 발생률

학령기를 지나서 생기는 충치는, 치아와 치아의 인접 부분에서 일어나거나(인접면 우식), 충전물 옆에서 일어나는 경우(2차 우식)가 많다. 이것의 예방법은 우선, 불소함유치약을 사용하는 것이다.

청년기가 되면 치주질환이 잘 발생한다. 양치질을 하면 출혈이 있는 사람이 많아진다. 잇몸출혈은 초기 증상인데, 올바른 양치질로 간단히 나을 수 있다. 「와타나베식 잇솔질요법」은 가장 효과적인 잇솔질법이다. 이 연령대에서의 치은염은 되도록 빠른 시기에 치료할 것을 권한다. 많은 경우 이 단계에서 원상 복귀가 가능하다. 만일 이것을 방치해 두면 치주포켓이 생겨 증상이 심층부로 진행한다. 치주포켓이 생긴 후에는 완전히 원상태로 회복하기는 어려우며, 잇솔질로 출혈이나 동요가 개선됐다 하더라도 재발할 가능성을 갖고 있다. 그러므로 정기적인 관리가 권장되고 있다.

치아미백(bleaching)

최근 하얀 치아의 매력에 이끌려 치아미백을 하는 사람이 늘었다. 치아미백이란 표백을 말하는 것이다. 사람의 치아를 차아염소산(※65) 등으로 표백하여 희게 보이게 하는 것인데, 본래의 건강한 치아는 법랑질이 투명하여 그 속의 상아질 색이 비쳐 노르스름하게 보인다. 치아가 하얗게 보이기 위해서는 투명한 법랑질을 불투명하게 하여 난반사시켜야 한다. 처치가 고르게 제대로 되면 좋지만, 이러한 처치가 고르게 되지 못할 때가 있다. 그렇게 되면 재처리를 한다. 처치를 몇 번이고 되풀이하는 사이에 치아는 투명한 느낌이 없는 백색의 치아가 돼버린다. 이것이 마음에 들지 않으면 이번에는 치아를 깎아 세라믹 재료로 피복하게 된다. 인터넷 등에 나온 광고에서 "나의 미백치료는 얼룩이 생기지 않는다"라는 문구가 있는데, 이와 같은 광고가 나온다는 것은 역으로 미백치료가 얼룩이 있는 치아로 될 확률이 높다는 것을 의미한다. 미백치료를 받은 환자 중 과연 몇 명의 환자가 만족했는지 그 데이터를 보고 싶다.

한편, 1개의 치아만 색이 변한 경우 치아미백은 효과적이다. 이것은 치아의 신경을 제거할 때, 혈액 성분이 상아세관(※66) 안으로 들어가 황토색을 띤 치아로 변색돼버리거나 치아의 신경이 죽어버린 예이다. 이 경우 치아 신경을 제거한 구멍을 통해 표백하는 것으로도 만족할 정도로 개선된다.

아프타성 구내염

혀를 움직일 때나 어떤 것에 닿을 때 입술이나 볼 안쪽, 혀 아래에 통증

※65 [차아염소산] 약한 염기산으로, 화학식은 HClO. 표백제, 살균제로서 사용된다.
※66 [상아세관] 치아의 상아질 안에 있는 가는 관. 관 속에는 신경 상태의 섬유가 들어 있다.

을 느끼거나, 신 것이 심하게 시리게 느껴질 때가 있다. 그 부분을 살펴보면, 붉은색의 원형 테두리 안에 흰색의 상처가 나 있다. 이를 아프타성 구내염이라 한다. 하나만 생기는 경우와 작은 것이 여러 개 생기는 경우가 있다. 또 일 년에 몇 번씩이고 생기는 사람도 있다. 원인은 아직 알려지지 않았으나 비타민 B_2, 비타민 C, 칼슘 등을 대량으로 섭취하면 좋아지는 경우가 있다. 비타민 C는 활성산소를 억제하는 기능이 있으므로 아프타성 구내염치료 효과를 크게 기대할 수 있다.

부신피질호르몬이 함유된 도포용 연고나 구내염 위에 붙이는 치료제도 있으나, 대증요법이므로 재발을 방지할 수는 없다.

턱관절증

입을 크게 벌렸을 때, 턱관절이 아프거나, 소리가 나거나, 경우에 따라서는 입을 크게 벌릴 수 없는 증상을 통틀어 턱관절증이라 한다. 입을 벌릴 때마다 턱에서 툭툭 하고 소리가 나는 것은 가벼운 관절증으로, 다리를 굽히거나 뻗을 때 무릎관절에서 뚝 하고 소리가 나는 것과 같다.

턱관절증은 금속관을 씌운 치아가 많은 사람에게 발생하기 쉽다고 알려졌으나, 최근에는 사랑니를 뽑은 사람에게도 많다고 한다. 또 스트레스를 많이 받는 경우 턱관절증이 발생한다고 한다.

금속관은 자연치아보다 매우 약간이긴 하지만 맞물림을 낮게 만드는 경우가 있다. 높은 금속관을 씌우면 씹었을 때 통증이 생기는 경우가 있어 이를 피하기 위해 낮게 하는 것이다. 맞물림이 낮은 금속관이 많이 존재하는 구강 내에서는 자신도 모르는 사이에 자연치아보다 세게 힘주어 씹게 되어버려 턱관절에 무리가 된다. 또한 치아를 깎게 되므로 단점이 된다. 이것은 치과의료의 결과 일어난 것으로 의원병(醫原病)이라고도 한다.

대부분의 턱관절증은 방치해도 문제가 없다. 툭툭 하고 소리는 나지만 그 이상의 장애는 없이 평생을 가는 경우도 많다. 통증 등의 장애가 생겼을 경우 맞물림을 조정하거나, 턱관절을 안정되게 유지하기 위해 합성수지 판을 물고 자는 치료법도 있다. 중증일 경우는 수술을 하는 경우도 있으며, 이 경우에는 설비를 갖춘 큰 병원에 의뢰하게 된다.

구취

나이를 먹으면 체취가 나는데 구취도 함께 발생한다. 고령자의 구취는 본인이 알지 못하는 경우가 많으므로 치료하는 경우가 좀처럼 흔치 않다. 또 주위 사람들도 입에서 냄새가 난다고 말해주지 않는다. 구취는 남성이 많지만 여성에게서도 꽤 많이 발생한다. 과거에는, 구취 치료가 어려운 치료의 하나로 여겨졌다. 그러나 구취의 분류가 가능하게 되자 치료되는 구취와 안 되는 구취가 있음을 알게 되었다. 본인이 알지 못하고 타인에게 지적되는 구취는 치료가 쉽다. 하지만 본인만 느끼는 구취는 좀처럼 치료가 쉽지 않다.

구취를 유발하는 기체에는 황화수소(※67)나 메틸메르캅탄(※68), 디메틸설파이드(※69) 등이 있다. 이것들의 공통되는 것은 황 성분으로, 구취발생물질을 휘발성 황화합물로 총칭한다. 이 황 성분은 백혈구로부터 유래된다고 여겨진다.

백혈구는 염증이 있는 곳으로 모여든다. 오히려 백혈구가 모여 염증이 일어난다고도 할 수 있다. 치은염이나 치주염 부위에는 백혈구가 모여 있어 치은포켓이나 치주포켓을 통해 입 안으로 나온다. 볼 안쪽 점막이나 잇몸에 낀 백혈구는 타액에 섞여 흘러가 위 속으로 들어간다. 혀 표면에 낀 백혈구는 까칠까칠한 홈 속으로 들어가면 좀처럼 빠져나오지 못한다. 그러는 동안 백혈구의 수명이 다하여 파괴된다. 그로 인해 휘발성 황화합물이 입 안으로 나오고 이것이 구취의 원인이 된다.

※67 [황화수소] H_2S. 계란이 썩은 듯한 냄새가 난다.
※68 [메틸메르캅탄] CH_4S. 썩은 양배추 냄새가 난다.
※69 [디메틸설파이드] $(CH_3)_2S$. 바다에서 느끼는 비린내나 썩은 양배추 냄새가 난다.

혀의 표면을 청소하면 구취가 개선된다는 것은 백혈구의 사체 등이 제거되기 때문이다. 더욱 중요한 것은 백혈구의 수를 적게 하는 것이다. 이를 위해서는 치은염이나 치주염을 치료할 필요가 있다. 잇솔질 시 잇몸출혈은 하나의 지표가 되는데, 적혈구가 나오기 전부터 백혈구는 나와 있으므로 잇몸출혈이 없어도 구취가 나는 경우가 있다. 잇몸출혈이 사라지면 백혈구의 침출도 적어져 구취도 따라서 감소한다. 「와타나베식 잇솔질요법」이 구취치료에 효과적인 것도, 잇몸의 출혈이 회복되기 때문이다.

충치가 많은 사람에게도 구취가 난다. 이 경우는 충치치료를 하면 개선된다. 물론 잇솔질도 게을리 하면 안 된다.

성인 구강검진

생애주기별 검진이라 칭하며 40, 50, 60세 등 연령의 고비에서 치과검진이 이루어지고 있다. 이는 치주질환의 예방 목적으로 하는 것이다. 치주질환이 40세 무렵부터 증가된다는 점에서 시기적으로 좋은 검진이다.

치주질환 검진에서는 일반적으로 잇몸의 출혈과 치주낭의 깊이, 치아의 동요를 측정한다. 이들 증상이 보이는 사람들을 바로 치과로 보낸다면 잇몸이 잘리거나, 치아가 뽑히게 된다. 검진 시에는 효과적인 보건지도가 실시되어야 한다. 치아의 동요도, 치주포켓의 깊이도, 잇몸출혈도 「와타나베식 잇솔질요법」을 실천하면 개선된다. 「와타나베식 잇솔질요법」은 아직 전국의 치과의사가 시행하는 것은 아니므로 스스로 익혀야 한다.

이 사업은 충치나 치주병을 조기에 발견하여 조기에 치료하고자 하는 것이다. 치과의 2대 질환인 충치와 치주병은 예방 가능한 병이므로 조기발견, 조기치료보다도 발생 예방활동 쪽이 효과적이다.

조기발견, 조기치료(제2차 예방)는 병이 진행하여 시기를 놓치기 전에 치료하는 것을 목적으로 하므로 예방법이 별다른 효과가 없는 질병에는 유효하다. 그러나 질병이 발생할 때까지 아무 것도 하지 않고 발생한 후에 그 대책을 추진하므로 예방법을 알고 있는 경우 병에 걸리기를 기다린다는 느낌이 든다.

구강보건에 있어서는 조기발견, 조기치료를 하는 의의가 조금씩 바뀌고 있다. 이 사업을 이용하여 보건교육을 하는 방향으로 추진시킬 필요가 있다. 질병을 발견하고 치료를 권하는 것만으로는 진료를 받는 사람의 건강증진으로까지 이어지지 않는다. 진료를 권고받은 사람은 치과의원을 찾는다. 그러면 치아는 깎이거나 때로는 발치되어 버린다.

구강보건지도

"의사는 의료 및 보건지도를 담당함으로써 공중위생의 향상 및 증진에 기여하며, 이로써 국민의 건강한 생활을 확보하는 것으로 한다"고 의료법 제2조 2항에 적혀 있다. 치과의사는 치과의료 및 구강보건지도를 담당한다. 그러나 건강보험에 의한 지불은 질병에 대한 처치만 대상으로 한다. 의사도 치과의사도 경제적으로는 건강보험에 묶여 있으므로 보건지도를 해도 수입으로 이어지지는 않는다. 그 결과, 의료나 치과의료만 하고 보건지도는 뒤로 미뤄버린다. 현재의 의료 시스템의 결함이 여기에 있다. 병을 치료하는 것만이 전부가 되어 건강을 유지 증진시키는 것은 소홀해졌다. 의사, 치과의사가 보건지도를 중시하게 되면 국민건강은 더욱 더 증진될 것이다.

이러한 의료제도하에서도 치과보건지도를 조금씩 도입하고는 있다. 그러나 보건지도를 받아도 그 사람의 행동이 바뀌지 않으면 성공했다고 할 수 없다. '알고 있다'와 '표현할 수 있다'는 커다란 차이가 있다. 다른 사람이 말하는 것을 이미 알고 있었더라도, 정작 자신이 그것을 말하려 하면 제대로 말할 수 없는 경우가 있다. 지식을 충분히 활용할 수 없으면 제대로 말할 수 없다. 또한, '말하는 것'과 '행동하는 것'의 사이에도 커다란 차이가 있다. 행동을 일으키는 것은 용기가 필요하고 결단도 필요로 한다. 인간은 들은 것의 10%를 기억하고, 자신이 말한 것의 30%, 실천한 것의 70%를 기억한다고 한다. 보건지도 역시 그 지도를 받은 사람의 기억에 남아 행동을 바꾼다고 생각하길 바란다.

6. 고령자의 구강보건

치열

고령이 되면 치열이 불규칙해지는 경우가 있다. 아래 앞니가 난항치(덧니)로 되는 예가 많다. 아래 어금니는 나이와 함께 조금씩 앞으로 나온다. 양쪽 어금니가 앞으로 나오려 하므로 위쪽 앞니는 그 힘에 눌려 약간 뻐드렁니처럼 되는데, 아래 앞니는 전후로 겹쳐져버린다. 이것이 고령자의 난항치(덧니)이다. 교정치료를 할 수도 있으나 그대로 방치하는 사람이 대부분이다.

치근의 충치

나이가 들면 치아의 뿌리에 충치가 생기는 경우가 있는데, 이를 치근면 우식이라 한다. 치주질환의 영향으로 잇몸이 내려앉게 되고, 치아의 뿌리가 나오면 그곳에 충치가 생기는 경우를 말한다. 치아와 치아 사이에 생기므로 치료할 공간이 없어 치과의사도 매우 곤란을 겪는다. 「와타나베식 잇솔질요법」을 지속적으로 실시하면 치근면 우식에 걸리는 일이 없다.

또, 금속관 밑에서 충치가 발생하는 것도 이 무렵이다. 금속관을 씌우면 그것을 다시 하는 일은 매우 드물고, 충치가 생기면 발치하는 경우가 많다. 그러나 치아의 뿌리 안쪽에 기둥(포스트)을 세우고 그 위에 인공치아를 만들 수 있다. 이와 같은 노력을 한번 기울이면 치아의 수명은 몇 년 연장된다. 임플란트 의치와 비교하여 이 인공치아는 씹는 감각도 남아 있고, 뇌로의 자극 전달도 남아 있어 한결 건강한 것이다.

치아 균열

무엇을 씹었을 때 이에 욱신하게 통증을 느끼고, 그 후 찬 것이나 뜨거운 것에 시린 경우에는 치아의 법랑질에 금이 갔을 수 있다. 음식을 씹는 압력으로 그 금이 확장되고 통증으로 느껴지는 것이다. 균열이 있으므로 치아 신경에 온열 자극이 쉽게 전해져 시리다. 이럴 때, 옛날에는 치아의 신경을 제거하거나 금속관을 씌웠으나, 음식을 씹었을 때 금이 확장하지 않도록 금속고리를 그 치아 주변에 걸쳐 두면 치아의 신경을 제거하지 않아도 된다.

치아의 균열은 중년 이후 연령의 사람에게 일어나는 경우가 많다. 젊었을 때 교합되는 부분에 금속 충전물을 채운 치아에 잘 일어난다. 또 간혹 건강한 치아에 균열이 생기기도 한다. 이는 치아의 법랑질이 석회화되어 딱딱하며 취약해져버린 결과다. 현재 이것을 예방할 방법은 없다.

치아 파절

치아의 석회화가 진행되면 치아는 점점 딱딱해지고 약해진다. 때문에 단단한 것이 닿으면 치아의 뾰족한 부분이 깨지는 경우도 있다. 보기에 흉하지 않고 통증도 없으면 방치해 두어도 된다. 간혹 치아머리(치관)가 부러져 치아의 뿌리(치근)만 남는다. 예전에는 이와 같은 경우 치근을 뽑고 브릿지를 하거나 틀니를 끼웠으나, 최근에는 그 뿌리에 기둥을 박아 인공치아를 만드는 경우가 많아졌다. 치아의 뿌리가 잇몸보다 내려앉은 경우라도 발치하지 않고 보철치아로 연결하는 것이 가능하다. 단, 보철치아는 치근관에 금속 포스트를 세워 만들기 때문에 이 처치를 한 치아를 재치료하는 것은 매우 어려워 발치하는 경우가 많다. 그러나 발치하는 것보다 인공치아로 하는 편이 치아의 수명은 연장된다.

의치의 관리

넣었다 뺐다 할 수 있는 의치는 밤에 자기 전에 빼서 물에 담가 두도록 지도받는다. 확실히 점막을 쉬게 하는 의미에서는 효과적이다. 그러나 이것은 작은 틀니의 경우이며, 큰 틀니(치아가 많이 없는 경우)의 경우엔 사정이 달라진다. 특히 완전틀니는 오히려 끼운 채 자는 편이 편하게 잠을 잘 수 있다고 한다.

또, 틀니는 하루 한 번은 세치제를 묻히지 않고 잇솔로 닦아주길 바란다. 이때 틀니가 닿는 잇몸을 잇솔로 마사지하면 점막의 건강을 유지할 수 있다.

미각장애

50세가 지난 어느 때 갑자기 음식의 맛을 느끼지 못하게 되는 경우가 있다. 이를 미각장애라 한다. 가장 잘 일어나는 경우는, 고혈압인 사람이나 동맥경화인 사람이고, 혈압이나 동맥경화에 복용하는 강압제나 해열제, 혈관확장제의 부작용으로 일어나는 것이다. 관절류머티즘의 약으로 미각장애를 일으키는 경우도 있다. 그 밖의 약에 의해서도 발생하는데, 상시 복용하는 약이 있는 경우는 그것들을 조사해볼 필요가 있다.

또, 아연이 부족해서 일어나는 경우도 있다. 아연은 미각세포의 성분으로서 필요한데, 그 세포가 분열할 때 복용하고 있는 약이나 그 밖의 요인이 방해하여 아연을 취할 수 없게 된다. 아연이 많이 함유된 식품을 적극적으로 섭취할 필요가 있다. 대표적인 예로 녹차, 깨, 해초, 콩류가 있는데, 이와 같은 식품을 섭취해도 원래대로 복귀하는 데 1~2개월 걸리는 경우가 있다.

암 환자도 미각을 느끼지 못하게 되는 경우가 있다. 이 경우 혈액 중의 아연량을 조사하면 알 수 있다. 아연이 부족한 경우는 아연을 함유한 위장약을 복용하면 회복되는 예가 있다.

방문간호 환자의 구강보건

방문간호가 필요한 사람의 구강을 세정함으로써 오연성 폐렴(※70)에 걸릴 확률이 낮아져 건강해졌다는 보고가 있다. 자리보전하고 누운 환자의 경우, 개호하는 사람이 너무 힘들어 구강세정까지 손이 가지 못한다. 이러한 경우 전동잇솔을 권한다. 남은 치아와 잇몸에 전동잇솔의 솔 끝이 닿게만 해도 된다. 이때, 닦는 순서를 정해 실천하기 바란다. 전동잇솔을 처음 사용하면 그 진동의 강도에 놀라므로 처음에는 브러시 솔의 진동을 손으로 확인한 후 입 안에 넣는 것을 추천한다.

※70 [오연성 폐렴] 침이나 물, 식품을 삼킬 때에 잘못되어 기도에 들어가 그로 인해 생기는 폐렴이다.

제 5 장

이상적인 치과의료를 하기 위하여

1.치과의료의 현 상태

의료보험

다시 한 번 표 1-2로 돌아가자. 오카야마대학 치학부의 어느 학생은 이 표에서, 현재의 치과의료를 이대로 계속하면 장수한 사람들은 모두 치아가 없어져버릴 것이라 추론하였다. 생각해보면 치과의사는 치아를 깎고, 치아의 신경을 제거하고, 발치하고, 틀니를 만들어 생계를 이어가고 있다. 시간을 들여 치료를 하면 할수록 치료비는 고액이 되는 시스템이다. 역으로 말하자면 치아를 깎고, 뽑지 않으면 치과의사의 생활은 유지되지 않는다. 현재의 치과의료를 이대로 계속해 가면, 모두 치아가 없어져버릴 거라는 가설을 뒷받침하고 있다.

1962년경, 일본은 전국민의료보험이 되어 모든 국민이 언제 어디서든 값싼 의료비로 치료를 받을 수 있게 되었다. 당시에 환자는 많은 반면 치과의사는 부족했다. 치과에 다니려면 고액의 치료비를 지불해야 했다. 그것이 누구든, 어디서든, 언제든 저렴한 의료비로 치료를 받을 수 있게 되었으므로 정말 훌륭한 제도였다. 그러나 현재와 같이 치과의사 수도 충분하고 충치도 줄어든 시대에는 오히려 과잉진료에 의한 피해도 나왔다. 깎지 않아도 될 치아를 깎고, 아직 쓸 수 있는 틀니를 새로 갈아 끼우고, 임플란트 의치를 적극적으로 권하기도 한다. 또, 병원에 온 환자 전원에게 방사선 촬영을 하여 치료 가능한 치아를 찾거나 하는 일도 있다. 이런 문제들은 후생노동성과 일본치과의사회가 생각해야 할 문제이기도 한다.

치과의사 과잉이라고들 하나, 치아를 뽑거나 깎는 치과의사가 과잉이지 치아를 오래 보존시키거나, 환자의 건강을 생각하는 치과의사는 아직도 부족하다. 충치 수에 비해 치과의사가 과잉이 된 상황과 더불어, 국민의료보험으로 치아를 깎으면 깎을수록 치과의사의 수입이 늘어나는 제도에서는 치과의사가 별 생각 없이 치료하지 않아도 될 치아를 치료하는 것을 뭐라 할 수는 없다. 그러나 이런 치료를 계속하면 백 살 전에 모두 치아가 없어져버릴 거라는 경고도 무시할 수 없다. 여기에 일본 건강보험제도의 한계가 보인다. 앞으로는 새로운 발상, health-oriented concept에 대응한 제도의 신설이 기다려진다. 이는 현재 종사하고 있는 의료관계자가 국민건강을 유지, 증진시키기에 공헌할 수 있는 시스템이다.

"뽑지 마, 깎지 마, 자르지 마"라고 멋들어진 소리를 하고 있으나, 치과의사로서 어떻게 생계를 이어가느냐는 질문이 나올 수 있다. 현행의 의료보험은 깎아서 얼마, 뽑아서 얼마, 틀니를 넣으면 얼마라는 고액 지불 제도다. 뽑지 않는 치과의료, 깎지 않는 치과의료, 잇몸을 자르지 않는 치과의료를 하면 보험 수입은 전혀 없다. 치아가 있는 한 계속 깎고, 뽑고, 마지막으로 틀니를 만들어 가기를 계속하면 치과의사의 수입은 보장되지만 의료비는 한없이 부풀려지고 국민의 치아는 없어져버린다.

지금, 포괄의료라는 제도가 도입되고 있다. 질병 한 가지에 대하여 진료보수를 일정하게 하는 제도로서 적은 처치로 병이 치료된다면 의사의 수입은 실질적으로 늘게 된다. 좀처럼 낫지 않아 몇 번씩이나 처치해야 하는 경우는 수입 효율이 떨어진다. 영국의 치과의료보험은 인두제(人頭制)를 채택하여 치과의사의 수입은 등록된 주민 수에 따라 지불된다. 주민은 자신이 원하는 치과의사에게 등록할 수 있으며, 등록한 치과의사를 몇 년이 지나면 변경할 수도 있다. 치과의사 쪽에서 보면 깎건 깎지 않건 수입은 마찬가지이므로 깎지 않고 처치하는 것이 득이다. 또 등록하는 주민이 많으면 많을수록 수입이 증가한다. 영국의 이 시스템에서는 역으로 과소 치료가 문제가 되고 있다. 치료해야 할 치아를 치료하지 않고 방치해버리는 것이다. 체리 피킹이라고 하여 충치가 없는 사람만 등록시키는 치과의사도 있다.

이 인두제는 정부 입장에서 보면 의료비의 팽창을 억제할 수 있어 유리하다. 그러나 치과의사의 입장에서는 치료에 실패하면 일이 늘어나는 문제가 대두된다. 또, 치과의료에 종사하는 회사의 상품도 팔리지 않을 것이 틀림없다. 현 상태만으로도 사양길에 접어든 일본의 치과의료계에 인두제를 도입하는 것은 어려울 것이다.

치의학 교육

치과의사의 양성은, 제2차 세계대전까지는 전문학교에서 이루어졌다. 말 그대로 도제(徒弟)제도에 가까운 상태였다. 그것이 대학으로 승격된 것인데, 학문으로서의 역사는 없지만 의학부 교수가 담당한 기초 치의학은 나름대로의 발전이 보였다. 임상 담당 교수는 전문학교 교육을 받은 사람들이 많았으며, 과학적인 사고력을 가진 사람은 적었다. 치과대학 졸업생은 대부분이 임상계 교실로 가고, 전문학교 출신 교수에게 교육받았다. 그리고 이로 인해 기술 중시의 치과의사가 양성되었다.

지금까지의 치의학 교육은, 임상 3과라 하여 치과보존과, 치과보철과, 구강외과를 중심으로 이루어져 왔다. 치과보존과는 충치 부분을 삭제하여 인레이나 레진으로 치아가 삭제된 부분을 메우거나, 치아 신경치료를 하는 분야이다. 충치의 감소와 더불어 충치예방이나 심미치과(※71)로의 진출도 검토되고 있다. 최근 치과보존과로부터 치주과가 독립하였다. 치주과는 치주질환의 치료와 예방을 분담한다. 치과보철과는 치아가 크게 파절된 곳이나 치아가 없는 곳을 수복시키는 임상과로서 크라운이나 브릿지, 탈착 가능한 틀니를 만든다. 구강외과는 치아를 뽑거나, 암치료, 상처의 치료를 하는 분야다. 또 임플란트과도 생기기 시작하였다. 임플란트는 상실된 치아의 치조골에 금속 봉을 메우고, 뼈가 금속을 충분히 둘러싼 후 그 끝에 인공치아를 장착한다. 그 밖에 치열을 조정하는 교정치과, 아동 치아를 전문으로 치료하는 소아치과, 장애우를 대상으로 하는 장애우치과, 그리고 질병예방을 목적으로 하는 예방치과 등이 있다. 이들 치과의 각 과 모두, 질병이 발생하면 먼저 찾게 되는 진료과이다. 질병이 사라지면 그 과의 존재

※71 [심미치과] 치아를 아름답게 하기 위한 치과. 치아를 미백하거나, 크기를 조정하고, 치열을 곱게 한다.

가치가 반감되지만 이들 학문의 목적은 질병을 없애는 것이다. 그러나 이러한 사고가 지나치면 질병을 완전히 없애는 것이 목적이 되어 충치는 제거했으나 치아도 사라져버리는 결과가 발생할 수 있다. 치주질환은 개선되었으나 총의치를 하게 된다면 주객이 전도되었다고 할 수 있다. 20년 전의 치과 전문 잡지에는, 10개의 하악 치아에 신경치료를 한 후 그 치근 위에 총의치를 한 것처럼 보이는 증례가 사진과 함께 소개되었다. 연이어 이러한 증례가 소개되면 이를 본 치과의사는 대단한 일이라 감탄하고, 자신도 그렇게 해보고 싶다 생각하는 일이 많았다. 치과의사 강습회에서 이것을 강의하는 강사가 많았다. 환자가 얼마나 잘 씹을 수 있게 되었는지, 그것이 어느 정도 오래 유지됐는지는 토론의 대상이 되지 않았다.

이런 대단한 틀니를 만들 때에는 어쩔 수 없이 발수(신경치료의 첫 번째 과정)할 수밖에 없다. 그리고 발수한 부분은 충전을 해야만 한다. 치아의 인상을 뜰 때도 정밀한 재료가 필요하고, 인공치아도 자연치아에 가까운 것을 사용해야 한다. 게다가 건강보험은 일체 적용이 안 된다. 하악에만 200만 엔이나 드는 경우도 있다. 상하악의 경우 400만 엔이다. 이런 환자가 연간 30명 정도 된다면 경제적인 염려도 없게 된다. 건강보험을 적용하지 않으므로 공적인 기관의 규제도 없다. 치과의사에게 있어 이렇게 좋은 일은 없을 것이다.

이전의 치과진료는 질병을 찾아 치료하고 예방하고자 하는 것이었다(disease-oriented concept). 우선 치료를 목적으로 생각한다면, 치과의사 과잉 상태에서는 어쩔 수 없이 과잉 진료가 되어버린다. 최근의 치과의학 교육에서는 건강증진 치의학 사상이 도입되었다. 오늘날은 치과를 찾은 이 환자의 건강을 유지, 증진시키기 위하여 치과의사로서 무엇을 할 수 있을까를 생각한다. 즉, 발상의 원점을 국민의 건강 유지 및 증진에 두는 것으로, health-oriented concept라 부른다. 건강증진 중심의 치의학에 눈뜬 치과의사는 치아를 깎는 것을 싫어하고, 치아를 뽑지 않고자 노력하며, 잇몸을 자르지 않는 방법을 진지하게 생각한다.

칼럼 다카기 다케요시(高木健吉) 선생

대학을 졸업하고 히로시마대학의 조수가 된지 1년 후, 다카기 다케요시 선생의 진료소에서 아르바이트로 진료하게 되었다. 다카기 선생은 일본치과의사회의 부회장으로, 매주 화요일은 도쿄 출장이 있었다. 당시는 신간선도 없었고, 이미 60세를 넘은 선생은 월요일 야간 침대특급 '아사카제'를 타고 도쿄에 가셨다가, 화요일 야간 침대 특급을 타고 히로시마로 돌아오셨다. 그리고 수요일에 진료를 하셨다.

다카기 선생은 히로시마대학교에 치과대학을 설립하는 데 기여하셨다. 술을 좋아하시는 선생께서는 자주 나를 부르셨다. 어느 날, 다카기 선생에게 "왜 선생님의 경쟁 상대가 될 치과의사를 만드는 치의학부 창설에 열중하시는 겁니까?"라고 질문한 적이 있다. 다카기 선생은 "너는 나와 함께 몇 년 동안 미나미(皆實)고교(히로시마 현립 미나미고등학교)에 검진하러 갔었지? 그러는 동안 고교생들의 입 안이 깨끗해졌다고 생각하지 않나? 이것은 히로시마대학교에 치과대학이 생긴 이후에 깨끗해진 것이야"라고 답변하셨다. 이 선생님은 돈을 벌려고 치과의사를 하는 것이 아니라, 고교생의 입 안을 깨끗하게 하기 위해 하시는 것이었다. "치과의사는 고교생의 입 안을 깨끗하게 하는 것이 목표"라고 배웠다.

대학에 입학했을 무렵, 훌륭한 치과의사가 되기로 결심하였다. 내가 생각한 훌륭한 치과의사란 언제 어디서나 바로 진찰할 수 있고, 상냥하고 친절하여 환자로부터 호감을 받는 치과의사였다. 그러나 6년간의 힘든 교육 과정을 동기들과 지내는 동안, 치과의사가 되어 돈을 벌고 싶다는 욕심도 생겼다. 그래서 많은 치과의사가 돈벌이를 위해 일을 하는 것이라고만 생각했다. 대학에서는 치과의사가 되기 위한 교육을 받았으나, 치과의사로서 무엇을 해야 하는지에 대한 교육을 받지는 못했다. 다카기 선생은 국민의 입 안을 깨끗하게 하기 위해 매주 화요일, 환갑을 넘으셨음에도 불구하고, 야간열차로 히로시마-도쿄 간을 3년간 왕복하신 것이었다. "재산을 남기는 것은 하(下), 이름을 남기는 것은 중(中), 사람을 남기는 것은 상(上)"이라 한다. 다카기 다케요시 선생께서는 치과의사로서의 나를 남겨주신 것이다. 나도 사람을 남기고 싶다.

2. 치과의원의 선택 방법

환자가 원하는 것을 이루는 치과의사

치과의원을 선택하는 좋은 방법은, 자연치아를 남기고자 노력하는 치과의원을 선택하는 것이다. 아프지도 않은 치아를 삭제하려고 하는 치과의사는 주의해야 한다. 바로 뽑으려 하는 치과의사도 피하고, 바로 치료비 얘기로 들어가는 치과의사도 주의해야 한다.

우식학이나 치주병학 중에 발치 항목이 포함되어 있다. 이렇고 이럴 때는 발치하라는 것으로 '이런 경우에는 발치가 요구된다' 라는 것이 발치 적응증이다. 그러나 치아를 보존하는 것이 치아치료의 목적이므로 치료가 성공한다면 발치할 필요가 없다. 발치를 한다는 것은 치료에 실패했다는 것이다. 치과의사가 발치한다는 것은 그 치아의 치료가 불가능하다는 것을 선언하는 것과 동일하다. 발치하겠다는 얘기를 듣게 된다면 치료가 가능하다고 생각하는 치과의사에게 가보는 것이 좋다.

오카야마대학교 치과대학 졸업생들이 가끔 교수실을 찾아왔다. 그들 대다수는 치과대학 졸업 후 개업의원에 근무한다. 그러다가 현재의 치과의료에 커다란 의문을 느끼고 찾아온다. "선생님, 저는 아무개 선생과는 함께 일을 못하겠어요. 이것저것 할 것 없이 그저 깎아내고, 바로 뽑아버리고, 게다가 환자는 그저 선생이 하라는 대로만 할 뿐이구요"라고 한다. "그렇다면 자네는 그때 자신이 믿는 바를 주장하면 되지 않나"라고 대답해주고 싶지만, 그렇게 되면 그는 바로 해고될 것이다. 그리고 그 소문은 그 선생의 동창회를 통해 금방 퍼져버리고, 그 지역에서의 그의 재취업은 지극히 어려워져 아직 젊지만 개업할 수밖에 없다.

극단적인 얘기지만 보존 가능성이 있는 치아의 충전물을 다시 충전하는 치과의사가 있다. 예를 들어 아말감 충전 치아이다. 아말감이란 수은과 다른 금속의 합금으로 이것을 치아에 충전한다. 그러나 수은이 입 안에 있는 것은 위험하다는 의견이 제기되어 논쟁을 일으켰다. 미국의 치과의사회와 일본 정부는 아말감으로 치아를 충전하는 것은 인체에 무해하나, 되도록 아말감 충전을 줄이자는 결론을 맺고 있다.

그러자 아말감을 제거하고 레진 등의 다른 재료로 재충전하는 것이 유행하였다. 이는 일본의 치과의사에게 있어서 절호의 기회가 되었다. 환자가 적어진 데다, 레진 충전은 이익률이 높고, 독물인 수은을 제거한다는 대의명분이 있다. 또, 치과재료 제조업체도 레진이 보급되면 사업이 확대된다. 그들 모두에게는 좋은 일뿐이지만, 환자에게 있어서는 아무렇지도 않은 치아를 깎고, 치료비를 지불하고, 새로운 레진 충전물의 수명이 오히려 짧아지는 상태를 감수할 수밖에 없으므로 별로 달가운 일이 아니다. 어쨌거나 치아를 뽑지 않고, 깎지 않고, 잇몸을 자르지 않는 치과의사를 선택할 일이다. 치과의사가 치주질환 때문에 발치를 할지 말지 결정하는 판단 기준은, X레이 사진으로 본 치조골의 흡수가 심할 때와 치아의 동요가 클 때이다. X레이 사진만을 근거로 발치하겠다고 하면 "잠깐만요" 하고 제지를 가하는 것이 좋다. 지금까지 사용해 온 치아인데 뽑을 필요가 있는가? "동요가 심해서"라고 하면, 「와타나베식 잇솔질요법」으로 동요가 개선되는 것을 기억하기 바란다. 2주 동안 「와타나베식 잇솔질요법」을 실천하고 나서 뽑을지 뽑지 않을지를 판단하길 바란다. 10g의 힘으로 흔들리던 치아가 60g에 가까운 힘에도 흔들리지 않을 정도로 회복되기 때문이다. 치아를 뽑은 후는 브릿지나 탈착 가능한 틀니를 하게 되는 것이 일반적이다. 브릿지는 양옆의 건강한 치아를 깎게 되고, 깎인 치아는 깎이기 전에 비해 1.5배의 부하를 받게 되므로 나중에 재치료나 발치하게 되는 경우가 많다. 그에 비해 탈착 가능한 틀니는 양옆의 치아에 대한 부담은 적으나 완전히 씹는 것이 거의 불가능하다. 그보다는 움직이는 치아와 인접하는 치아를 접착제로 고정시키면 지금까지 이상으로 그 치아를 사용할 수 있다.

마지막 한 걸음

의사도 치과의사도 환자를 대하는 태도가 바뀌었다. 예전, 치과의사의 수가 부족했을 때, 아이의 치아치료를 위해 아이를 치과에 데리고 온 엄마는 아이가 싫다고 울면 치과의사에게 "우는 아이는 진찰하지 않는다"라거나, "엄마가 버릇을 잘못 들인 탓이다. 제대로 가르친 후에 데리고 오라"는 등 핀잔을 들었던 기억이 있을 것이다. 치과의원이 적었으므로 다른 곳으로 데리고 갈 수도 없어 어쩔 수 없이 그 의사에게 복종해 왔다. 의료관계자에게는 패터널리즘(paternalism: 부권주의)이 만연되어 있었다. "나는 의료에 관한 전문가이기 때문에 결코 나쁘게 하지는 않습니다. 그러니까 당신은 내 의견을 받아들이시오"라는 식이었다. 마치 아버지 같은 권위로 환자를 접하는 것이다. 옛날의 의사, 아카히게(※) 등은 그 전형이다. 그 무렵의 환자는 의료비를 지불하지 않고, 추석과 정월에 물건으로 갚는 것이면 되었다. 현재 의료비는 건강보험으로 지불한다. 즉, 국민이 미리 지불한 돈이며, 아카히게 시대와 같이 무료로 진료를 받는 것은 아니다. 그래서 의료는 의료인 주도에서 환자 주도로 바뀌고, 의료의 사회화가 일어났다. 환자 자신도 의료에 참가하여 의견을 내고 자신이 치료법을 선택하는 시대인 것이다.

"오른쪽 위의 사랑니를 뽑게 됩니다만 괜찮겠습니까?"

"조금 무서운데, 꼭 뽑아야 하나요?"

"방해가 될 뿐이니까요."

"뽑는 것이 좋다면 부탁하겠습니다. 아프지는 않을까요?"

"마취를 하니까 전혀 아프지 않습니다."

최근, 사랑니를 뽑은 사람에게 턱관절증이 많다는 보고가 나왔다. 아래쪽 사랑니는 염증을 유발해 통증을 일으키거나, 입을 벌릴 수 없게 되거

※ 역자 주) [아카히게] 붉은 수염. 『아카히게 진료담』(야마모토 슈고로 저, 1958년)에 등장하는 주인공 의사의 별명이다.

나, 음식을 삼킬 때 통증을 일으키거나 한다. 사랑니를 뽑으면 이러한 증상이 없어지므로 건강할 때 뽑아버리자는 생각이 있었다. 그러나 만일을 위해 사랑니를 남겨 두어 활용하고자 하는 생각이나 잇솔질로 잇몸의 염증을 개선시킬 수 있음을 알게 되어 점차 사랑니를 뽑지 않는 방향으로 가고 있다. 사랑니를 이용하여 임플란트 대신 이식하는 치료법도 고안되었다.

"이 치아, 뿌리만 남았으니 뽑지요."

"뿌리 위로 연장시키는 것은 안 될까요?"

"잇몸 아래까지 충치가 생겨서, 만들어도 금방 소용이 없어질 겁니다."

"네, 그럼 맡기겠습니다."

치아의 뿌리가 있으면 치조골이 남아 잇몸도 남고, 치근막(치아와 치조골 사이의 조직)도 남는다. 치근막에는 기계적 자극수용기가 있어, 음식을 씹었을 때의 감각을 뇌에 전달한다. 치아의 뿌리를 뽑아버리면 치조골은 없어지고 치근막도 없어진다. 아래턱은 뼈와 점막만이 남아 틀니의 시적이 좋지 않다. 더욱 중요한 것은, 기계적 자극수용기가 없어져 음식을 씹는다는 감각이 없어지는 것이다. 혀나 볼을 잘못하여 씹는 경우도 많아진다. 또한 기계적 자극수용기로부터의 자극이 뇌에 전달되지 않게 되므로 뇌의 위축이 일어난다. 새끼 쥐의 왼쪽 이빨을 뽑아 뇌로의 자극을 적게 하면 우뇌의 발달이 늦어짐을 알았다. 좌측 뇌의 영향이 우측 뇌로 나오는 것은 신경이 머리 속에서 교차하기 때문이다. 또, 이빨을 뽑힌 쥐의 학습능력은 확실하게 저하된다. 완전틀니인 사람에게 치매가 많은 것도 기계적 자극수용기로부터의 전류자극이 소실되는 것과 관계있는 것일지도 모른다.

"이 치아 뽑아버리지요."

"뽑지 않고 할 방법은 없습니까? 예방치과 선생님은 이 치아를 보존하자고 하셨는데요."

"예방치과 선생은 뭐든지 무조건 남기자고 하지만, 남기는 것에도 장단점이 있지요."

치아를 남기는 단점이란 무엇일까, 생각해보고 싶다. 틀니로는 기능회복이 불충분한 점, 틀니도 입 안에서 이물질로 작용한다는 점, 기계적 자극수용기가 소실되는 점 등 치아를 뽑는 단점이 훨씬 많다.

자신의 치아를 뽑을지 여부를 결정하는 것은 환자다. 이를 환자의 자기결정권이라 한다. 의료관계자는 가능한 여러 가지 정보를 환자에게 제시할 필요가 있다. 본래는 몇 종류의 치료법과 그 성공 확률을 제시하여 환자의 결정을 기다려야 한다. 이런 방법을 의료판단분석이라 하는데, EBM(Evidence-Based Medicine: 사실에 근거한 의학)과 함께 최근에 시작된 것이다. 앞으로는 충전물의 수명이 어느 정도인지, 또 어느 정도 기능회복이 가능한지 듣고, 납득한 후 치료를 받기 바란다.

"찬 것을 먹으면 이가 시려요."

"그건, 법랑질을 깎아 상아질이 노출됐기 때문에 자극이 치수(齒髓)에 그대로 전달돼서 시려지는 겁니다. 당연하지요."

환자는 시린 것을 어떻게 해결해주길 원하여 "어떻게 좀 해주세요, 선생님" 하고 말하고 싶은 것이다. 어찌 해볼 수도 없는 것이라면 깎지도 말아야 할 것이다.

사전동의(informed consent)가 일반적이 된 후 치과의사는 환자에게 "이 치아에 충치가 생겼으니 치료합니다"라고 설명한다. 그때 치료하지 않고 두면 어떻게 되는지, 치료하지 않고 오래 보존시키는 방법은 없는지, 그대로 얼마나 유지되는지 등을 물어보고, 납득이 가는지 여부를 생각해보기 바란다. 납득이 안 가면 치과의원을 바꾸어 자신이 생각한 대로 치료를 받는 것이 현명한 환자다.

칼럼 EBM

1995년 무렵부터 EBM(Evidence-Based Medicine)이란 말이 사용되었다. 지금까지의 의료는 권위자의 의견에 기초한 것이었다. 대학병원에 가면 우선 젊은 선생이 나와 진찰을 한다. 여기에 조교수(옛날의 조수) 선생이 나와 젊은 선생의 설명을 듣는다. 조교수 선생은 젊은 선생에게 여러 가지 지시를 한다. 입원하면 이번에는 정교수가 회진을 온다. 조교수 선생은 긴장된 모습으로 정교수가 하라는 대로 행동한다. 만일 정교수가 잘못하면 큰일이다. 그러나 정교수의 경험은 조교수가 감히 따라갈 수 없다. 이와 같은 의료를 권위자의 의견에 기초한 의료라 한다. 하지만 개인의 경험과 감으로 모든 질병을 파악할 수는 없다. 정교수에게도 알 수 없는 질병이나 치료법이 있다. 그 불확실성에 대한 반성으로서, 과학적으로 사실에 근거한 의료를 하고자 하는 풍조가 생긴 것이다. 이것이 EBM이다.

예를 들어, 충치예방을 위해 양치질을 하자는 것이다. 이 풍설은 치과계의 권위자에 의해 전파된 것으로 메이지(明治) 시대(1868~1912년)부터 전해지는데, 이것도 사실에 근거한 것은 아니다. 일본에서 충치는 쇼와(昭和) 시대(1926~1989년) 초기까지 증가한 후, 제2차 세계대전 직후까지 감소하고, 그 후 2000년경까지 다시 증가하였다. 현재는 급격한 감소 경향을 보이고 있다. 이 충치의 증감을 설명하는 데 충치가 급증했던 무렵의 사람들의 양치질이 잘못되었다고 설명하는 것은 무리가 있으며, '닦는 것' 과 '닦인 것' 은 다르기 때문이라는 설명도 설득력이 없다.

충치의 발생기전은 설탕을 대량으로 섭취하면 뮤탄스균이 번식하며, 설탕을 이용하여 산을 만들고, 그 산이 법랑질을 녹여 일어나는 것이라 설명된다. 메이지 시대 이후, 설탕의 수입량이 늘자 충치가 증가하기 시작하여 제2차 세계대전 전의 쇼와 시대 초기에 설탕의 수입이 감소함과 동시에 충치도 감소하였다. 종전 후 설탕의 수입 증가에 따라 충치도 늘었다. 1990년대 후반이 되자 불소함유치약이 보급되고, 그 영향으로 충치가 감소하였다. 일본 충치의 성쇠를 이와 같이 설명하면 납득이 간다. 이와 같은 예는 외국에서도 보인다.

치주질환의 예방과 치료도 마찬가지다. 잇솔질, 플라그 제거, 치석 제거만으로는 다시 재발한다. 이 방법만으로는 완전하지 않다. 잇몸의 세포가 치주병원균의 침입을 방어하는 것이므로 잇몸의 세포를 활성화시키는 방법도 채택해야 한다. 그것이 「와타나베식 잇솔질요법」이다.

사실에 근거한 의료란, 사실에 기초하여 논리를 세우고, 결론을 얻어, 비판적 음미를 한 후, 이를 임상에 응용하여 평가하는 것으로 성립된다.

맺음말

텍사스대학에서 포스트닥(박사학위 취득 후의 연구원)으로 있었을 때, 동료들은 나를 'Tatsuo'라 불렀는데, 간혹 'Dr. Watanabe'라고도 불렀다. 미국에서는 박사학위를 취한 사람도 닥터지만, 의사나 치의사도 닥터다. 덧붙여 영국의 치의사는 'Mr.'다. 어느 때인가 대학원생이 "You are a scientist(당신은 과학자지요)"라고 말했다. 나도 치학박사 학위를 갖고는 있었으나 과학자라고는 생각하지도 않았다. 생각해보니, 대학의 연구실에서 백의를 걸치고 대단한 척한 얼굴을 하고 있으면 과학자로 보일 것이다. 자, 그럼 과학자가 돼볼까. 치과의사로 살아가려는 것이라면 치학을 모르고는 안 되는 것 같이, 과학자가 되려는 것이라면 과학을 모르고는 안 된다. 그래서 과학이란 무엇일까를 공부하기 시작했다.

여러 가지로 책을 조사하고 사전을 보았지만, 좀처럼 와 닿는 것이 없었다. 고무로 나오키(小室直樹; 1932년생, 사회학자)는 『나의 지적생산기술』 중에서 "과학은 이론과 실증의 종합이다", "이론이란 완전이론이며, 실증이란 완전한 실증계획에 기초한 실증이다"라고 쓰고 있다. 확실히 그 말대로이기는 하나 그 당시는 전혀 이해가 안 되었다. 또 도네가와 스스무(利根川進: 1932년생, 노벨 생리 · 의학상 수상)는 국립대학의 건강관리센터가 발행하는 「에이즈 핸드북」의 대담 중에 "나는 과학자로서 사물을 생각할 때 사실을 근거로 하여 논리를 세우고 결론을 얻는다"라고 말했다. 이것을 읽고, 사실을 근거로 하여 논리를 세우고 결론을 얻는 방법이라면 나도 할 수 있다고 자신을 가졌다. 또 1980년의 일본학술회의 과학자헌장에는 "과학은 합리와 실증을 주제로 하여 진리를 탐구하고, 또 그 성과를 응용함으로써 인간의 생활을 풍요롭게 한다"고 쓰여 있다. 사실을 근거로 하여 논리를 세우고, 결론을 얻고, 그 결론이 실증되어 인간의 생활을 풍요롭게 하는 것이라면, 그것이 과학이라고 생각했다.

대학교수가 되고 나서의 일이다. 선배 교수가 “와타나베 군, 좀 더 과학적으로 생각을 말해야 하네”라고 말했다. 그런 말을 들으면, 더 이상 논의를 할 수 없게 돼버린다. 내가 말하는 것이 전혀 유치하여 말이 안 된다는 것이다. 그래서 “선생님, 선생님께서 말씀하시는 과학적이란 어떤 것입니까”라고 물으니, 교수는 “그런 건 스스로 공부하게”라고 하셨다. 가르쳐 주지 않는 것이다. 어찌됐든, 답은 하나가 아닌 것이니 자신이 믿는 대로 행하기로 결심했다.

내가 믿는 과학적 수법을 치의학에 견주어보니, 상식이라 생각됐던 것이 아무래도 틀린 것처럼 생각되어 견딜 수 없었다. 충치나 치주질환의 치료법도 합리적이라고는 생각할 수 없었다. 연구자와 얘기해도 질병이 없어지는 것이 최종 목적이고, 그 후의 일에 관심을 나타내는 사람은 적었다. 의학도 마찬가지지만 질병의 존재가 원점이고, 질병을 없애는 것이 주목적이 된 학문이 많다. 이를 disease-oriented concept라 명하였다. 이것은 이것대로 사람들의 생활을 풍요롭게 하는 데 매우 공헌해 왔다. 그러나 건강을 발상의 원점으로 하는 학문도 있어야 한다. 이를 health-oriented concept라 명하였다. 사람들의 건강을 유지, 증진시키기 위해 의사로서, 치과의사로서 무엇을 할 수 있는가를 생각하는 것이다. 그리하여 대학에서 배운 치료법에는 모순점이 있다는 생각이 들었다. 치의학은 건강의 유지, 증진을 염두에 두고 발달해 온 학문이 아니라, 통증이나 장애를 없애기 위해 발전해 온 것이었다. 앞으로의 치과의료는 그 지식과 기술을 이용하여 사람들의 건강 유지와 증진에 기여하는 것이어야 한다.

치과의사의 의식개혁을 바라는 바이나, 국민 모두도 치과의사와의 접촉을 시도해보기 바란다. 치과의사가 귀를 기울여 행동 변화를 일으킬 경우, 대학교수의 강연보다 치과의사끼리의 대화가 효과적이며, 환자의 말에는 더욱 민감하게 반응한다. 치과의료를 바꾸기 위해서도 국민 모두의 협력을 원한다.

마지막까지 이 책을 읽어주신 점 진정으로 감사하게 생각한다. 이 책이 완성되기까지 '구강 건강 네트워크'의 쿠사노 야스히코(草野靖彦) 씨, 환경문제 전문가 이시자와 키요시(石澤清史) 선생, 리사이클문화사의 고바야시 리키(小林力) 사장님의 격려가 있었다. 가슴 깊이 감사드린다.

참고 문헌

鹿島和夫編『続一年一組せんせいあのね』理論社 1984

J. Woodforde 著（森隆訳）『エピソードでつづる義歯の歴史』口腔保健協会　1987

迫田綾子『ナースが聞いた 100 人の泣き笑い入れ歯人生記』砂書房 1994

西嶋克己監修『歯と口の最新健康法』山陽新聞社　1995

迫田綾子『かぐや姫の入れ歯　砂書房』1996

江藤一洋編『歯の健康学』岩波書店　2004

斎藤　滋『良く噛んで食べる　忘れられた究極の健康法』日本放送出版協会　2005

船越正也『食と教育　咀嚼と脳から考える』口腔保健協会　　2007

「와타나베식 잇솔질 요법」 관련 URL

오카야마대학 치학부 예방치과 홈페이지

http://www.dent.okayama-u.ac.jp/yobou/index_sc_j.html

NPO 법인 '구강 건강 네트워크'

http://www.oral-health-network.jp/

저자 약력

와타나베 타츠오

오카야마대학 명예교수

재단법인 쿠라시키성인병센터 연구주간

치학박사

1942년 시즈오카현 출생

1968년 오사카대학 치학부 졸업

1968년 히로시마대학 조수 치학부 예방치과학강좌

1976년 미국 텍사스대학 생물의학연구소 연구원

1978년 히로시마대학 조교수

1982년 오카야마대학 교수 치학부 예방치과학강좌

1996년 중국 장시의학원 명예교수

2004년 오카야마대학 치학부장

2004년 치과의사시험 위원장

2005년 치과위생사시험 위원장

2007년 일본학술회의연휴 회원

2007년 오카야마대학 명예교수

2007년 (재)쿠라시키성인병센터 연구주관

2009년 NPO 구강건강네트워크 이사장

2009년 (학)아사히의료전문학교 오카야마교 교장

역자 약력

장 기 완

- 학 력 1979.2.26 서울대학교 치과대학 졸업
  1987.8.30 서울대학교 대학원 치의학박사(예방치과학 전공)
  1991.9.1~1993.3.1 일본 오카야마대학교 치과대학 박사후 연구원
- 경 력 2004.4.1~2006.3.31 대한구강보건학회장
  2009.10.31 대한구강보건학회 학술대상(두봉학술상) 수상
- 저 서 구강보건교육학, 세계보건기구가 권장하는 구강건강조사법 외 다수
- 현 재 전북대학교 치의학전문대학원 교수(예방치학 전공)

김 진 범

- 학 력 1979.2.26 서울대학교 치과대학 졸업
  1989.2.26 서울대학교 대학원 치의학박사(예방치과학 전공)
  1993.3.1~1994.2.28 일본 오카야마대학 치과대학 방문교수
- 경 력 1982.6.18~1989.7.24 보건복지부 국립보건원 구강보건학담당관
  2006.4.1~2008.3.31 대한구강보건학회장
  2011.4.1~2013.3.31 보건복지부 구강보건사업지원단장
- 저 서 불소와 구강건강, 담배를 끊으세요 외 다수
- 현 재 부산대학교 치의학전문대학원 교수(예방치과학전공)

김 동 기

- 현 재 조선대학교 치의학전문대학원 교수(예방치과학전공)

와타나베식 잇솔질요법으로

치아 건강, 전신 건강을!

발행일 2011년 6월 15일
저 자 와타나베 타츠오
역 자 장 기 완 · 김 진 범 · 김 동 기
발행인 최 용 원
편 집 이 은 의
표 지 이 은 의
발행처 **대한나래출판사**
등 록 제6-0365호(1994. 12. 14)

주 소 서울특별시 동대문구 용두동 102-65
전 화 (02) 922-0840
팩 스 (02) 922-0841
이메일 dhpub@chol.com

ISBN 978-89-5741-220-6 **정가 15,000원**

www.dhpub.com